Eaux florales mode d'emploi

Jean-Charles Sommerard

et Aude Maillard

marabout family

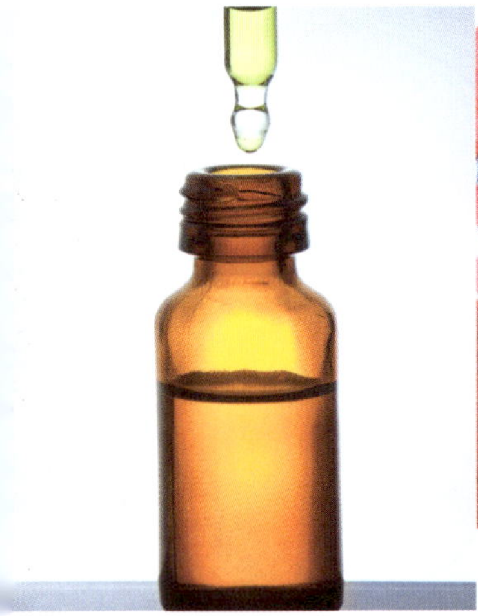
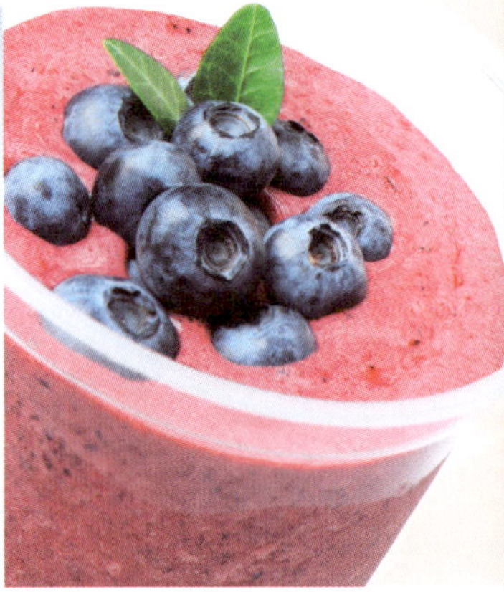
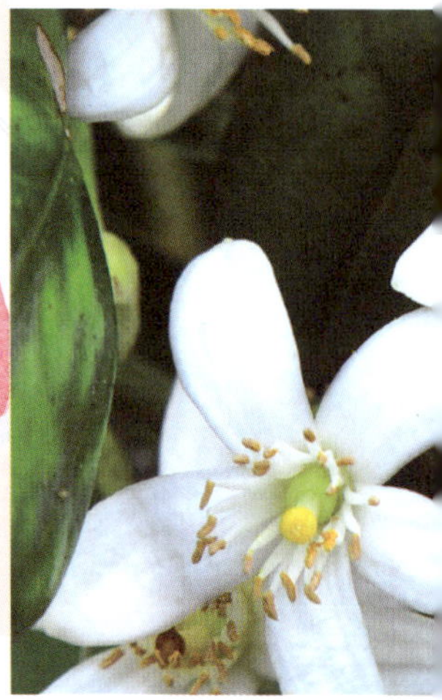

Ce livre a été écrit avec la collaboration de Ronald Mary.

Photographies : © Getty images - Think Stock Photo - Shutterstock.com

Eaux florales mode d'emploi

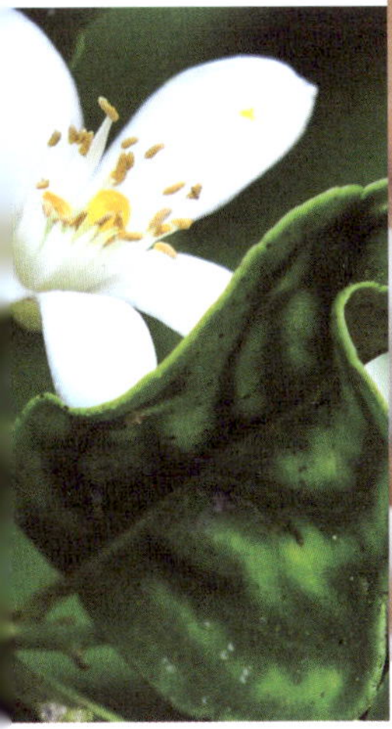
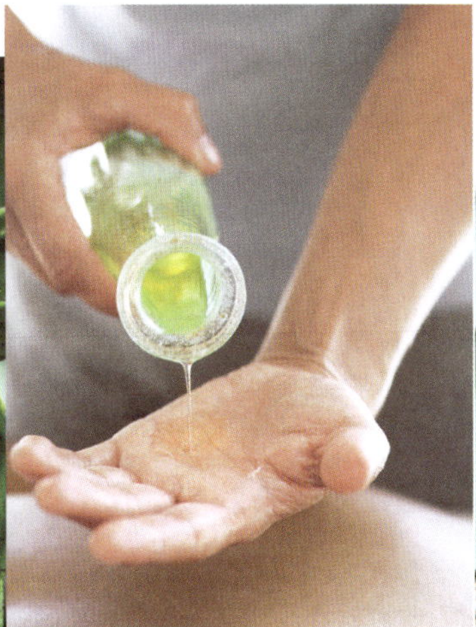
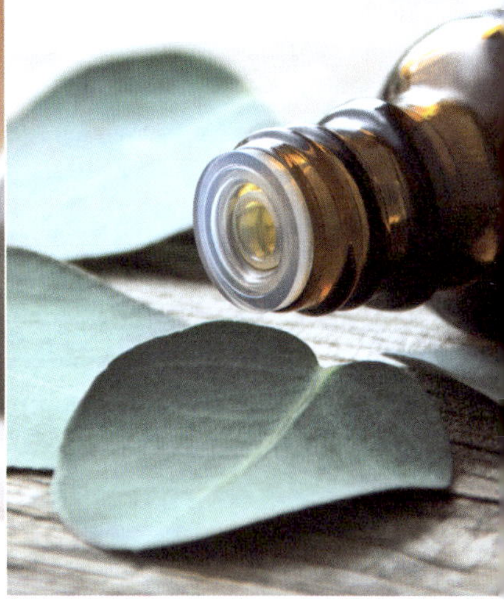

Jean-Charles Sommerard

et Aude Maillard

marabout family

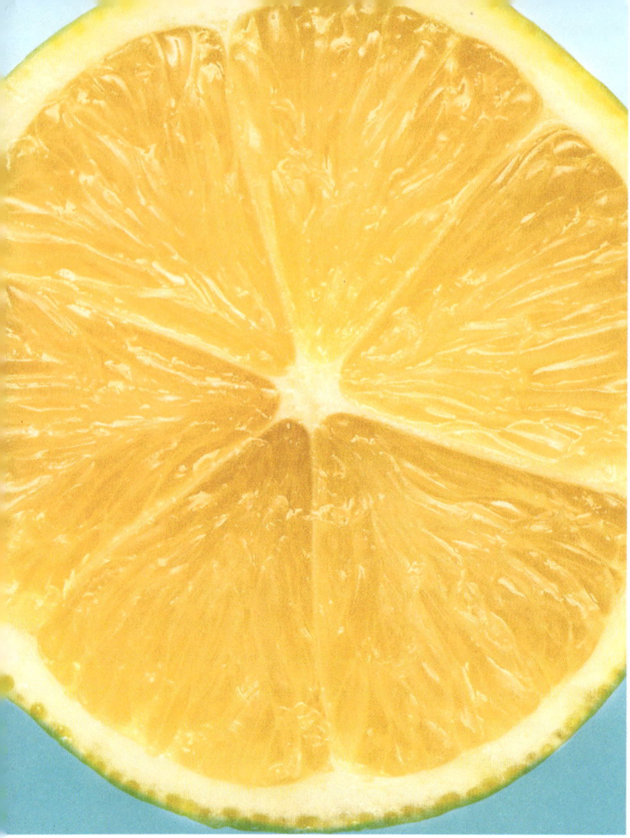
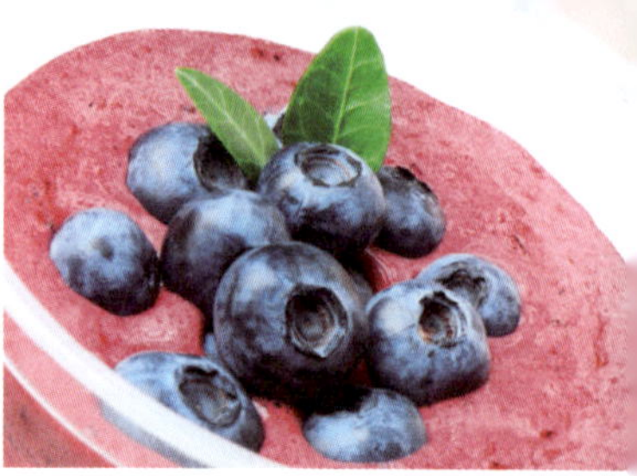
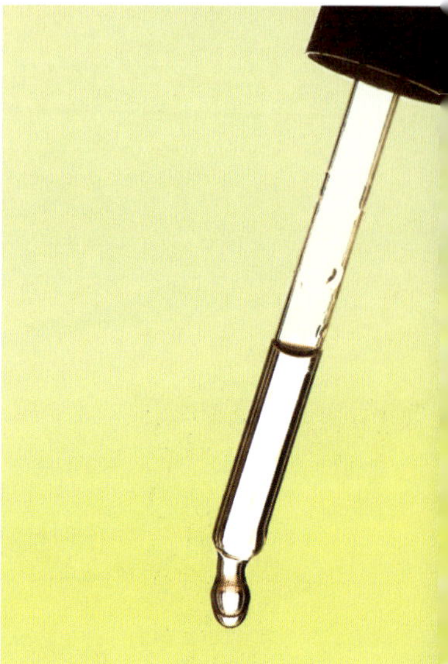
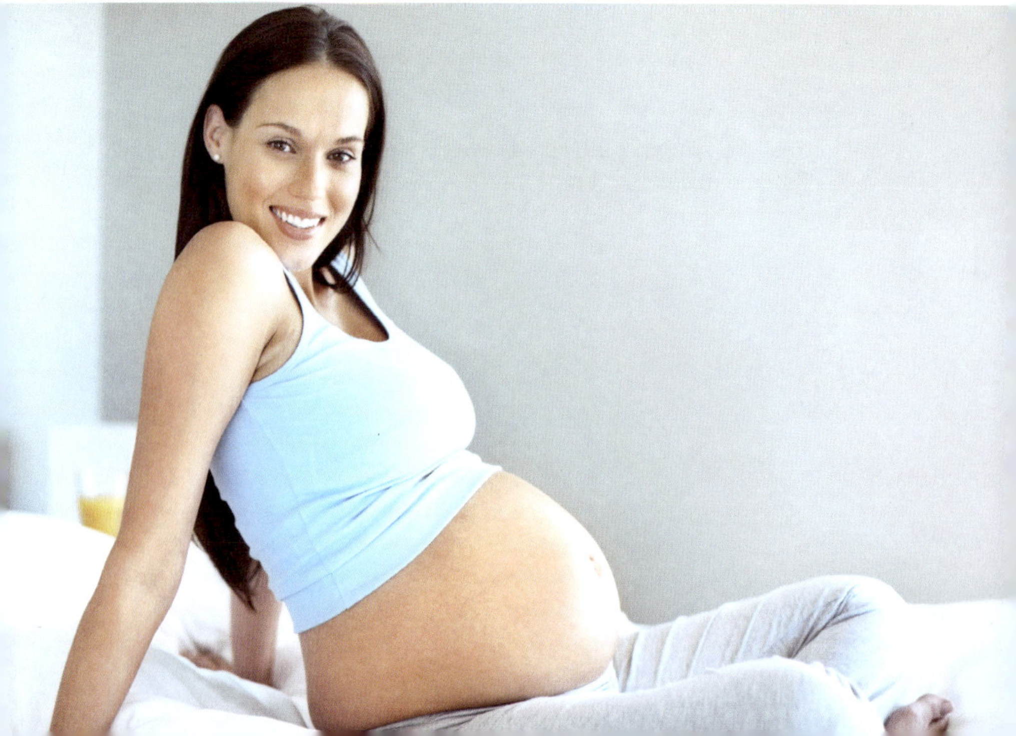

Je dédie ce livre à toutes les femmes,
les mamans, les papas
et les enfants de demain !
Que ce livre traduise avec sincérité
ma passion pour le bien-naître
et le profond respect que j'ai
pour notre planète mère !

J.-C. S.

INTRODUCTION

Bienvenue dans mon univers des eaux florales et des hydrolats aromatiques, des huiles essentielles et de l'« arom'art thérapie » ! Un monde baigné d'odeurs et de fragrances, de plaisir et de sérénité retrouvée, de santé naturelle et de bien-être. D'aussi loin que je me souvienne, j'ai grandi dans les effluves des plantes aromatiques. Les alambics étaient les amis de la famille, et la distillation occupait notre quotidien. Durant des années, mes parents et amis artisans distillateurs me transmirent passion et savoir-faire, par l'exemple et l'imprégnation ; un peu comme une langue maternelle s'impose naturellement à la conscience, ou que le goût du beau devient une seconde nature.

Une histoire d'eau... très personnelle

Mon adolescence aromatique, auprès de mon père, Michel Sommerard, producteur de plantes médicinales et distillateur d'huiles essentielles, fut ainsi jalonnée d'expériences et d'observations de terrain. À cette époque des *seventies* finissantes, la « Force tranquille[1] » était en route pour accéder au pouvoir, et le marché des huiles essentielles devenait florissant.

Pour limiter les agissements des *aromatologues de bac à sable* qui prescrivaient les huiles essentielles en veux-tu en voilà, sans discernement, le législateur posa des règles drastiques, officialisées le 23 juin 1986[2] ; nombre d'huiles essentielles furent dès lors réservées au monopole de la pharmacie : les absinthes (petite, grande, blanche et arborescente), l'armoise, le cèdre, le chénopode, l'hysope, la moutarde, la rue, la sabine, le sassafras (que sa composition rapproche de certaines drogues, comme l'ecstasy), la sauge officinale, la tanaisie et le thuya.

Ce décret avait pour but, bien sûr, de contrôler l'usage de certaines huiles essentielles *de caractère*, qui contiennent des molécules actives potentiellement toxiques (notamment des cétones). Cette limitation me paraît, aujourd'hui encore, tout à fait fondée... et je regrette aussi que cette démarche administrative de bon sens ait instauré une méfiance qui perdure sur toutes les huiles essentielles, jusqu'aux plus douces ; comme si les simples[3] étaient soudain devenues complexes.

Ce handicap fut une véritable contrainte économique pour les producteurs ; mon père chercha donc d'autres voies pour ses productions. Il pensa à valoriser les hydrolats aromatiques et eaux florales, tous ces résidus aqueux dont les producteurs d'huiles essentielles ne

1. Tel était le slogan du président François Mitterrand, élu le 10 mai 1981.

2. Loi publiée par décret n° 96-778, en application de l'article L.512 du code de la santé publique.

3. « Simples » est le mot employé depuis l'Antiquité, mais surtout à partir du XVIe siècle, pour distinguer les plantes médicinales et remèdes végétaux populaires simples (utilisés seuls, sans mélange) des premiers remèdes médicaux sophistiqués.

savaient trop que faire. Souvenons-nous que le marché se résumait alors aux hydrolats aromatiques et eaux florales de bleuet, d'hamamélis, de rose et de fleur d'oranger. C'est ainsi que, dès 1987, pour la première fois en France, il posa le début d'une aromathérapie douce : l'hydrolathérapie et les traitements à base d'eaux florales.

Je viens de là !

Connus et si peu considérés

Tout le monde connaît les hydrolats et eaux florales, ne serait-ce que ceux que je viens de citer. Mais peu appréhendent leur diversité et les vertus qu'ils savent nous offrir. À plus forte raison quand une future jeune maman se prépare à accueillir bébé, puis à le chouchouter ; ou même quand, enfin jeune maman, elle désire redevenir aussi femme.

Ce livre est pour vous !

Vous y rencontrerez des produits parfaitement naturels, porteurs d'une réelle activité thérapeutique, et pourtant tout doux. Eaux florales et hydrolats aromatiques conviennent parfaitement à celles et ceux dont l'organisme est en état délicat : du bébé à la personne sensible, de la femme enceinte à la personne âgée...

Nous verrons ici que leur contenu biochimique est à la fois très *light* et pourtant assez présent et actif pour donner de belles propriétés de santé naturelle. Tous proposent des qualités particulières et personnelles. Mêlés, ils offrent encore plus de vertus générées par la synergie. Et ils savent répondre à l'ensemble des troubles : des soins de la peau au drainage de l'organisme ; de la stimulation du système sanguin à l'amélioration de la digestion ; du soutien de l'humeur quotidienne à l'apaisement des douleurs...

Nous découvrirons aussi comment hydrolats aromatiques et eaux florales sont aussi des ingrédients savoureux, autant pour une cuisine familiale au quotidien que pour un repas gastronomique, à la fois pour le salé et le sucré. Sans oublier que l'on peut aussi les envisager en vaporisation pour parfumer la maison ou les tissus (vêtements, rideaux, tapis), voire pour chasser toutes les petites « bébêtes » volantes (mouches, moustiques, etc.)... Ils sont alors choisis autant pour leur saveur et leur parfum que pour leurs propriétés particulières (calmantes, tonifiantes, digestives...).

Mais comme rien n'est jamais parfait, je me dois d'abord de dire quelques mots sur des évidences incontournables du monde des hydrolats aromatiques et des eaux florales...

Une aroma-vérité en vaut deux !

L'huile essentielle, plus connue que l'hydrolat aromatique et l'eau florale, bénéficie d'un traitement de faveur particulier pour des raisons simples : sa longévité est supérieure ; même si elle est souvent capricieuse au rendement, elle bénéficie quand même d'un statut plus honorifique, star incontestée en aromathérapie, dans les cosmétiques, les parfums et autres... Et ce, depuis l'Antiquité, depuis qu'hommes et femmes se tournent vers les huiles essentielles pour accéder à leur divin.

De cette culture transmise par les anciens, il reste aujourd'hui que, pour nous connecter à nous-mêmes et donner un sens à notre spiritualité, nous faisons le plus souvent appel à des huiles essentielles rares, des gardiens sacrés comme l'encens ou oliban *Boswellia carterii*, la myrrhe *Commiphora myrrha*, le benjoin *Styrax tonkinensis*, le nard *Nardostachys jatamansi*, les bois de gaïac *Bulnesia sarmienti*, de rose *Aniba rosaeodora*, de santal *Santalum album*... et leurs hydrolats aromatiques.

Si, à titre personnel, j'encourage tous et chacun à se tourner vers elles, je précise aussi que certains des arbres et végétaux dont sont issus ces huiles essentielles sont aujourd'hui à protéger, car en voie de disparition, victimes de surexploitation.

De ce constat pour la flore menacée, il y a forcément des répercussions sur la production de leurs huiles essentielles. C'est une des raisons majeures qui expliquent là aussi l'absence de certains hydrolats aromatiques et eaux florales sur le marché.

Et comme je dis parfois à ma fille qui chahute les plantes du haut de ses huit ans en oubliant que ce sont des êtres vivants : « Élisa, aimer, c'est aussi foutre la paix aux gens qu'on aime ! »

Unissons-nous, vous et moi, pour préserver mère nature !

Voilà pourquoi, nonobstant les (parfois) remarquables écrits sur les vertus thérapeutiques et spirituelles de ces huiles essentielles et hydrolats aromatiques, qui nous donnent envie de les consommer, je vous encourage à ne pas les acheter ni vous laisser séduire par les beaux parleurs qui en vendent encore, sans mesurer l'impact que cela engendre sur la nature.

En route...

Les hydrolats aromatiques et eaux florales présentés ici sont particulièrement intéressants. Tous porteurs de santé naturelle, ils sont aussi source de bien-être au quotidien ou de simple plaisir de donner et de se donner comme un efficace *nuage de gaieté*. Car une de mes passions est de marier le soin au plaisir du sentir, du toucher, du goûter...

Véritable muse et inspiratrice de l'huile essentielle, l'eau florale a l'art d'agiter le bruit du bonheur et nous connecte au plus profond de la nature. Elle est délicate et subtile messagère pour entrer en contact avec l'alchimie végétale et la mémoire du monde. Elle offre alors de nous ouvrir à une aromathérapie généreuse, moderne et audacieuse.

Bienvenue, donc, dans ce monde aromatique sensoriel, à la rencontre d'amis bienveillants et fidèles. Laissez-vous porter et accompagner par leur beauté et leurs richesses, offrez à bébé les câlins et vertus de leurs caresses. Vous découvrirez alors combien elles savent nous guider vers nos essentiels, bien au-delà de nos simples sens...

Jean-Charles Sommerard

Aromagitateur,
maître en identité olfactive,
formateur en aromatologie,
initiateur d'une aroma-sensorielle,
fondateur de Sevessence.

DESTINATION PLANÈTE AMOUR

J'ai répondu avec grand plaisir à l'invitation de Jean-Charles Sommerard de participer à l'écriture de ce livre. Je profite de ces quelques lignes pour lui témoigner toute ma reconnaissance et le remercier pour la belle énergie qu'il dégage. Je me suis efforcée d'apporter mes compétences de pharmacienne et d'aromatologue, ainsi que mon expérience de jeune maman. J'utilise les hydrolats aromatiques et les eaux florales au quotidien. Je me suis donc attachée à indiquer des informations et autres « aromastuces » (selon le terme employé par Jean-Charles) qui seront, je l'espère, utiles et agréables à toutes les femmes enceintes, aux jeunes mamans et surtout à leurs bébés.

Si la crise que traverse l'ensemble de la planète est économique et financière, il n'en reste pas moins qu'elle est aussi l'expression de la détresse à la fois humaine et spirituelle. Chercher des solutions pour diffuser la paix, donner du bonheur et de l'amour semble être déjà un mouvement à l'initiative de belles personnes comme Pierre Rabhi[1].

Il n'y a pas de petit geste.

L'attente d'un bébé est le moment idéal pour s'investir dans de nouvelles habitudes, s'ouvrir à un état d'esprit plus en cohérence avec l'évolution générale de la planète, vers des valeurs plus respectueuses et favorables à la vie. L'hydrolathérapie proposée dans ce livre est une belle entrée en matière, à la fois pour vous et pour le bébé. Les hydrolats aromatiques et les eaux florales sont utilisables sans risque chez le nouveau-né, sur la peau, dans l'atmosphère, et même par voie interne. On pourrait les comparer à l'« homéopathie de l'aromathérapie ». Ils ont des propriétés communes, comme celle d'être anti-inflammatoires et apaisants pour l'environnement sur lequel ils sont déposés ou bien encore de travailler sur les profondeurs de l'être, comme les systèmes nerveux, immunitaire et endocrinien. Comme les huiles essentielles, les hydrolats et eaux florales délivrent leur potentiel aromatique par les voies classiques cutanée et orale,

L'utilisation des hydrolats aromatiques et eaux florales est vivement recommandée au quotidien, en prévention ou en complément d'un traitement médical, mais en cas de problèmes de santé, et notamment à l'apparition de fatigue, de fièvre ou de douleurs, une visite chez le médecin s'impose dès les premières quarante-huit heures.

1. Auteur, philosophe et conférencier, Pierre Rabhi appelle à « l'insurrection des consciences » pour fédérer ce que l'humanité a de meilleur et cesser de faire de notre planète-paradis un enfer de souffrances et de destructions (www.fondationpierrerabhi.org). Il est le fondateur du mouvement des Colibris : www.colibris-lemouvement.org.

mais s'adressent aussi à l'organisme par l'odorat. Cette voie olfactive sort peu à peu du tabou et retrouve sa juste place. Elle va, *je le sens*, dans les décennies qui viennent, devenir une voie thérapeutique à part entière. À la fois porté par la puissance des actifs aromatiques, sources de propriétés thérapeutiques inégalées dans le règne végétal, et par la douceur de l'élément eau, le bébé qui baigne dans les hydrolats et eaux forales est forcément différent : accompagné dans sa construction physiologique et psychique, soutenu dans ses luttes immunitaires, il est en harmonie avec la nature la plus subtile et la plus évoluée du règne végétal, celle de la volatilité aromatique.

L'eau est le constituant principal du corps. Elle est également l'élément dans lequel baigne le bébé en devenir. Il est alors particulièrement intéressant de se pencher sur le sujet, et de veiller à s'hydrater avec une eau *bien informée*. Car, les eaux de boisson comme l'eau du robinet, les eaux minérales ou de source, contiennent les mémoires de ce qu'elles ont traversé.

Ce sont les travaux de Masaru Emoto[1] qui ont mis au jour ce sujet passionnant en complète adéquation avec l'hydrolathérapie. Nous savons aujourd'hui que donner une information à une eau ou un hydrolat est à la portée de tout le monde. La simple intention positive adressée à l'eau suffit. Les travaux de Masaru Emoto montrent bien les différences éloquentes de la structure moléculaire à l'état de cristaux entre des eaux du robinet (contenant toutes les mémoires de médicaments et bien d'autres encore...), des eaux de source, des eaux bénites ou encore des eaux exposées à des musiques douces et harmonieuses.

L'eau constitue donc le véhicule de cette information et la restitue au corps humain qui la reçoit. L'idée que notre corps humain est constitué à 70 % d'eau à l'image de notre planète Terre me fascine. Cela nous aide à nous sentir en unicité avec elle, et même encore bien au-delà.

Voilà l'état d'esprit que je vous suggère pour aborder ce livre. Car ici, vous entrez dans un monde régi par la finesse et le subtil, une manière d'envisager la vie et la santé qui m'est chère. Exactement ce qu'il faut pour donner vos intentions positives et pour vous en imprégner et les partager sans modération.

Aude Maillard

Docteur en pharmacie,
aromatologue, olfactothérapeute,
réflexologue

1. Japonais auteur d'une théorie relative aux effets de la pensée et des émotions sur l'eau. À lire : *L'Eau, mémoire de nos émotions*, et ses livres suivants, tous parus aux éditions Guy Trédaniel.

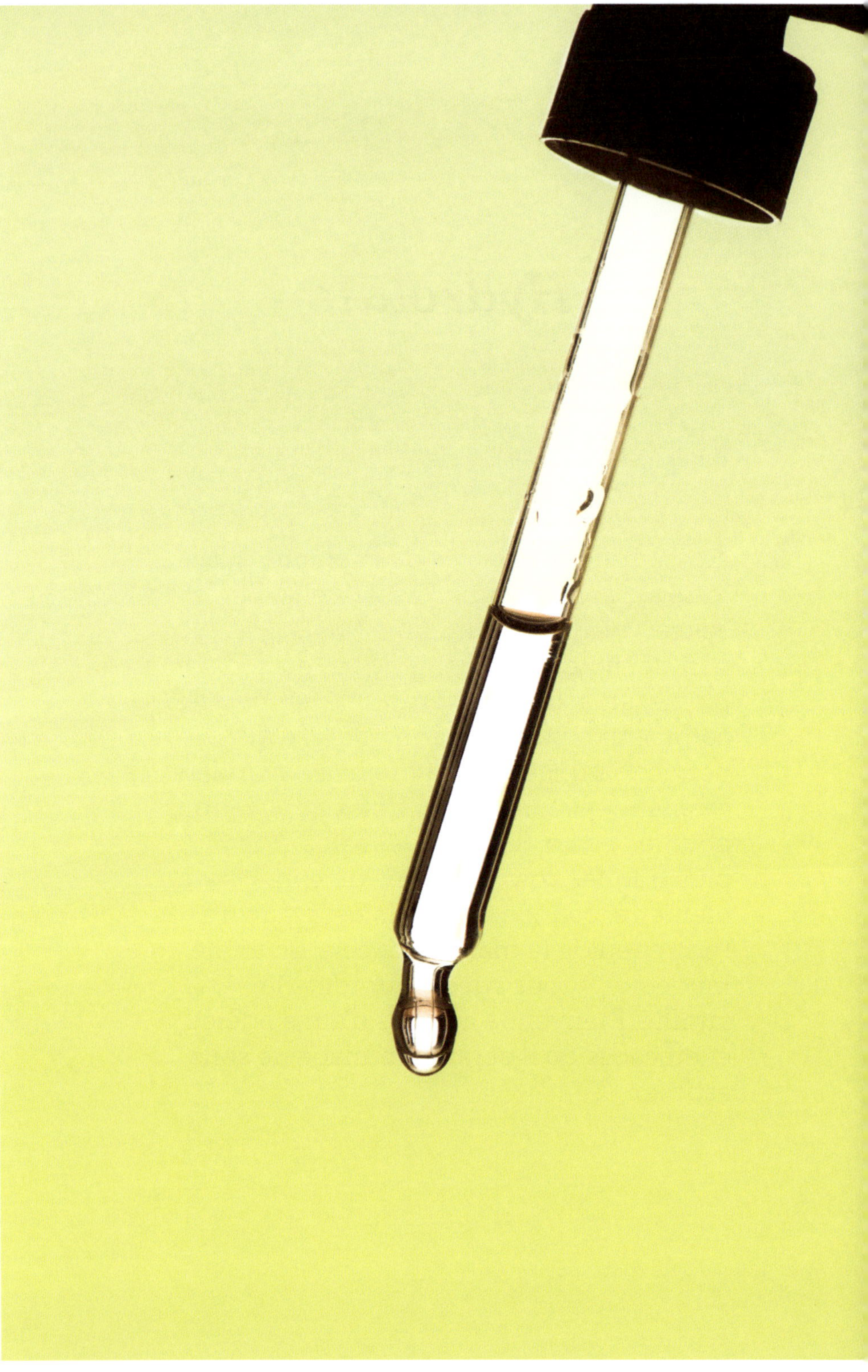

Hydrolats
et eaux florales

Il est venu, le temps des eaux florales et des hydrolats. Comme nous allons le voir, cette eau a transporté les molécules aromatiques huileuses de la plante, puis a été séparée de l'huile essentielle. Elle conserve ainsi une minime (mais active !) part de molécules aromatiques de la plante, ainsi que sa *vibration énergétique*, comme une partie de son *âme*. Ce qui permet d'utiliser eaux florales et hydrolats aromatiques lors de multiples applications pour les peaux les plus délicates et les plus fragiles, lors des soins du corps et de bien-être, ou même en cuisine et jusqu'à l'entretien de la maison. Et cela, en totale innocuité, à tous âges, pour toute la famille. Bienvenue au pays d'amis fidèles et efficaces qu'il serait dommage de sous-estimer.

Ce qu'il faut savoir

Aussi anciennes que les premières civilisations, les hydrolats aromatiques et les eaux florales tant aimés de nos anciens, un peu délaissés par nos parents pris dans la fascination du modernisme, reviennent au goût du jour. Produits naturels s'il en est, ils offrent les mêmes composants et propriétés que l'huile essentielle dont ils sont extraits, mais dans des proportions parfaitement adaptées aux organismes en état précieux tel que la grossesse, aux tout-petits et aux jeunes mamans. Ce produit tout doux, sans aucune toxicité, ne demande qu'à être découvert.

Une histoire très ancienne

Pour résumer, les premiers témoignages archéologiques de distillation remontent à 6 000 ans avant notre ère, en Mésopotamie. Puis, quasiment toutes les cultures, à toutes les époques, ont pratiqué cet art : de la Perse à l'antique Égypte, de l'Inde à la Chine[1], ou plus proche de nous du Grec Hippocrate (460-377 av. J.-C.) au Romain Pline l'Ancien (23-79 ap. J.-C.) jusqu'à la Babylone du Ve siècle, où le marché principal de parfums, qui offrait des eaux de rose et de fleur d'oranger, était déjà très populaire.

L'Europe s'ouvre à la distillation des fleurs et des plantes aromatiques à partir de la présence arabo-musulmane (711-1492) et la fondation d'al-Andalus[2], au Moyen Âge. On s'appuiera alors sur les écrits des philosophes, des écrivains, des médecins et des scientifiques persans, dont le plus célèbre est connu sous le nom d'Avicenne[3]. Tous ces savants apportèrent une évolution aux airs de révolution : l'alambic. Un outil qui permit d'abord d'optimiser et d'affiner la production des huiles essentielles ; puis celle des eaux florales et des hydrolats, que l'on put dès lors séparer naturellement par densité dans un essencier. Rappelons qu'aujourd'hui encore, cette distillation à la vapeur reste le procédé le plus sûr pour obtenir une eau florale. Le principe est très simple : il se passe dans l'alambic, lors de l'extraction des molécules de la plante, le même

1. On trouve de solides références dans leurs ouvrages médicaux : le *Sushruta Samhita*, traité fondateur de la médecine ayurvédique indienne (dont on estime la rédaction complète entre les IIe et IVe siècles de notre ère) ; le *Classique de la matière médicale du Laboureur céleste* (Bencao jing), considéré comme le plus ancien ouvrage chinois traitant des plantes médicinales...

2. Al-Andalus désigne l'ensemble des terres (péninsule Ibérique, Septimanie au sud de la Gaule, sud de l'Italie, Sicile...) de conquête musulmane qui devinrent des lieux de haute culture au sein de l'Europe médiévale, attirant un grand nombre de savants et ouvrant ainsi une période de riche épanouissement culturel.

3. De son vrai nom Abū ʻAlī al-Husayn ibn ʻAbd Allāh ibn Sīnā (980-1037). Citons également, avant lui, Abu Bakr Mohammad Ibn Zakariya al-Razi (865-925).

processus que connaissent bien de nos jours les cuisiniers et cuisinières lorsqu'ils font *transpirer* des légumes dans une Cocotte-Minute pour qu'ils exhalent leur saveur[1].

Cette brève plongée dans l'histoire des eaux florales indique surtout que la connaissance de leurs applications et de leurs qualités spécifiques repose sur une très longue *tradition*. C'est leur usage, au quotidien, qui a permis de constater leurs vertus au fil des siècles. Très peu de produits peuvent se targuer d'avoir fait l'objet d'une telle observation, à la fois dans la durée et le nombre d'expérimentations menées.

Distiller une plante

Il est un art au pays de l'alchimie végétale qui se nomme « distillation ». Voici le secret ancestral pour obtenir une eau florale ou un hydrolat aromatique, sans oublier leur grande sœur, l'huile essentielle.

Pour obtenir tout ce beau monde, la distillation à la vapeur d'eau reste à ce jour une valeur sûre et le procédé d'obtention le plus courant. C'est avec le concours d'un alambic que l'on va produire respectivement eau florale ou hydrolat et, bien sûr, l'huile essentielle. Pour ce faire, il est nécessaire d'être attentif et de réunir toutes les conditions spécifiques :

- Le choix du matériau utilisé, avec une préférence pour l'Inox de type alimentaire pour sa parfaite innocuité.
- La forme de l'alambic et de son chapiteau (tête de l'alambic par laquelle passe la vapeur) varient en fonction du type de produit voulu. De nos jours, pour satisfaire les besoins de l'aromathérapie et garantir une distillation à basse pression, nous avons, le plus souvent, recours à des alambics à joint d'eau.
- La qualité de l'eau et sa pureté ; ce sera, de préférence, de l'eau de source ou filtrée et peu calcaire pour éviter la propagation du tartre, qui migre généralement dans la chaudière.
- La matière première végétale qui influence aussi les modes de distillation. Pour les semences, la distillation se fait en deux temps. Normalement, on lance la distillation pendant une heure et demie à deux heures ; puis, on laisse reposer les semences une nuit ; enfin on finalise la distillation.

Dans le cas des rameaux et des bourgeons, on parle d'une distillation de type discontinu qui dure plus longtemps qu'habituellement, notamment pour les cyprès, les genévriers et le mélèze.

Petit aparté sur le choix de l'alambic à joint d'eau

Avec ce matériel, la vapeur est produite sans pression et permet d'obtenir des huiles essentielles *complètes* : on récupère la totalité des molécules aromatiques, depuis les premiers effluves, jusqu'aux senteurs profondes issues du cœur de la plante. Cette méthode de travail préserve toute la finesse d'origine des parfums, ainsi que les vertus thérapeutiques des huiles essentielles.

1. J'ai déjà détaillé ce processus ailleurs, notamment dans : *Eaux florales, un nouvel art de vivre*, Presses du Châtelet, 2012.

En ce qui concerne les lavandes, elles doivent être ramassées volontairement en plein soleil, car c'est un vecteur d'excitation de l'essence contenue dans ce végétal. Puis, avant de distiller, un séchage au soleil s'impose, en étant attentif aux risques de fermentation. La distillation dure en moyenne une heure et demie à deux heures. Au-delà, il y a un risque de surchauffe. Ainsi une *passe* prolongée à tort engendre une odeur de bouilli ou de brûlé, ce que l'on nomme dans notre jargon un « coup de feu ».

Pour l'ylang-ylang, les fleurs doivent être distillées immédiatement après la cueillette pour éviter toute fermentation et évaporation de l'essence. Le temps de distillation est plus long. Il peut atteindre plus de douze heures pour obtenir la *complète*, l'huile essentielle riche de la totalité des molécules aromatiques.

Pour ce qui est de la rose, il est capital de la cueillir à la rosée du matin afin qu'elle nous offre le meilleur d'elle-même. Une manipulation relativement contraignante s'impose pour détacher les insectes nommés « pince-oreilles » qui parfois s'accrochent aux roses, car ils sont tombés en amour pour elle ! Côté distillation, à cause de son très faible rendement en huile essentielle, on a recours au principe de *cohobation*. Ce dernier consiste à distiller plusieurs fois avec les mêmes eaux, et donc à renvoyer les eaux chargées de molécules aromatiques sortant de l'essencier dans la cuve de distillation principale ou dans une autre prévue à cet effet. On doit éviter les surchauffes pour prévenir la senteur de bouilli rédhibitoire, sans parler des envolées d'artichaut que l'on retrouvera dans les eaux florales.

Vous l'aurez compris, l'obtention de l'eau florale ou de l'hydrolat de qualité supérieure nécessite de l'attention et un savoir-faire.

Quelques précisions du droit français

Eau florale : vapeur d'eau condensée lors de la distillation d'une fleur, qui se sépare naturellement de l'huile essentielle à la sortie de l'alambic et qui, revenue à l'état liquide, s'est chargée de molécules aromatiques au cours de la distillation.

Hydrolat (ou hydrolat aromatique) : « distillat aqueux qui subsiste après l'entraînement à la vapeur d'eau, une fois la séparation de l'huile essentielle effectuée » (définition norme Afnor NF T 75-06, de février 1998). C'est l'eau recueillie après distillation d'une plante aromatique entière ou partielle : feuilles ou branches ou racines...

Hydrosol : attention (éventuel) danger ! Cette « solution dont l'eau est le milieu de dispersion » (Dictionnaire du Centre national de ressources textuelles et lexicales) est donc l'eau dans laquelle on a laissé macérer, pendant un temps plus ou moins long, une plante ou une fleur. À noter que le consommateur ne dispose d'aucune garantie de ce que contiennent réellement les pseudo-hydrolats et eaux florales vendus sous le terme fallacieux d'hydrosol dans la grande distribution ou les commerces de cosmétiques. Car ces produits peuvent être très légalement enrichis d'alcool, de conservateurs et d'autres stabilisants qui n'ont rien à voir avec la fleur ou la plante distillée.

Dans le ventre de l'alambic

C'est un peu comme dans une Cocotte-Minute où l'on fait transpirer des légumes. On charge, dans un premier temps, la matière végétale à distiller dans un panier percé qui s'insère dans une cuve. En chauffant, l'eau se transforme en vapeur, traverse le végétal et entraîne les molécules aromatiques dans un serpentin, qui passe par une autre cuve remplie d'eau froide : le refroidisseur. Selon le principe de condensation, cette vapeur devient liquide et finit son parcours dans un essencier, ou *vase florentin*, dont la fonction consiste à séparer l'huile essentielle de l'hydrolat aromatique ou de l'eau florale, par différence de densité. La production d'eau florale (ou d'hydrolat aromatique) est plus avantageuse que celle de l'huile essentielle, qui, elle, est en général moins importante. Pour avoir des éléments de comparaison, il faut par exemple un minimum de 4 tonnes de pétales de roses pour obtenir 1 kilo d'huile essentielle, l'une des plus chères.

Eau florale ou hydrolat aromatique?

Dans le langage des spécialistes, l'appellation « eau florale » est réservée à l'eau de distillation des fleurs (lavande, oranger, rose, ylang-ylang...), alors que le terme « hydrolat » est dédié à l'eau de distillation des autres parties de la plante : feuilles, branches, racines, sève. Toutefois, par convention, le terme « eau florale », plus poétique et évocateur, est généralisé, le terme « hydrolat aromatique » paraissant peut-être un peu trop pharmacologique.

Couleurs et teintes pastel

La plupart des eaux florales et hydrolats aromatiques sont incolores. Seuls certains offrent de légers pastels jaune pâle à vert pâle (basilic grand vert, mélisse, verveine...), jaune légèrement orangé (myrte vert, fleur d'oranger...), rose pâle et bleu pâle (camomille bleue et du Maroc, tanaisie...).

Le contenu biochimique

Composés essentiellement d'éléments hydrosolubles propres au végétal, hydrolats aromatiques et eaux florales se chargent de molécules issues de l'huile essentielle, mais en plus faibles quantités. On y retrouve ainsi les grands acteurs connus de l'aromathérapie, tels que : les *alcools*, les *esters*, les *aldéhydes* et quelques *cétones* à une échelle infinitésimale. Car, après la distillation, quand la vapeur est redevenue eau liquide, hydrolats et eaux florales accueillent une concentration en arômes et en molécules aromatiques variant entre 0,05 % et 0,1 %[1].

Hydrolats et eaux florales sont donc bien moins riches en molécules que le végétal d'origine, et surtout que l'huile essentielle pure. En revanche, les professionnels de l'aromathérapie s'accordent à dire que cette eau transporte encore *l'information* de la plante ou de la fleur. Pour comprendre le

1. En fait l'indice 1 pour 1 million (PPM) se situe entre 500 PPM et 1 000 PPM (soit 0,05 % à 0,1 %).

processus, certains n'hésitent pas à le rapprocher des dilutions infinitésimales de l'homéopathie ou du procédé des fleurs de Bach[1] qui permet de recueillir *l'âme* des plantes.

Comment choisir ses eaux florales

Comme pour tous les produits précieux, dirigez-vous vers ceux qui honorent une aromathérapie respectueuse des exigences du consommateur. Les indications doivent être lisibles sur l'étiquette du flacon ou disponibles auprès du producteur et/ou du revendeur. Soyez plus particulièrement attentif aux informations suivantes.

- **Nom vernaculaire de la plante,** son nom généralement utilisé : lavande vraie, basilic grand vert, menthe poivrée...
- **Nom botanique de la plante,** son nom en latin, qui indique clairement son identité au sein de sa famille, de son genre. Dans les trois exemples précédents, on indiquera donc : *Lavandula angustifolia, Ocimum basilicum* et *Mentha piperita*. Car il est important de savoir qu'il existe plusieurs variétés parmi les genres lavande, basilic ou menthe...
- **Origine ou provenance de la plante :** comme le vin, les hydrolats aromatiques et eaux florales développent des parfums différents et proposent une composition biochimique variable en fonction du pays et du terroir d'origine de la plante ; fût-ce parfois en proportions infimes. Un exemple frappant : la même variété de basilic (*Ocimum basilicum*), lorsqu'elle pousse en France offre un parfum très clairement *pistou* de Provence, tandis qu'elle dégage une saveur plus anisée, proche de l'estragon, lorsqu'elle vient de Madagascar.
- **Procédé d'extraction :** nous l'avons indiqué au début de ce chapitre, les eaux florales ou hydrolats sont obtenus par extraction à la vapeur d'eau par distillation[2].
- **Sélection du producteur :** à nouveau, pensez à la manière de choisir un vin qui a été élevé par tel ou tel vigneron dont on connaît le talent et le coup de main, la sensibilité et la délicatesse, dont on a déjà apprécié une production...
- **Partie de plante distillée,** car un même végétal aromatique donne des produits différents en fonction de la partie distillée : semence, racine, écorce, herbe, feuille, fleur, rameau, baie, bouton floral, zeste, fruit... L'exemple le plus parlant reste l'oranger : l'écorce exprimée à froid par expression du zeste donne l'essence ; la feuille distillée propose le *petit grain* ; et la fleur distillée offre le très délicat *néroli, ou eau florale de fleur d'oranger*. De la même manière avec l'hydrolat de cannelle écorce et celui de cannelle feuille ; ou encore le giroflier, dont on distille séparément le clou, la griffe et la feuille... Avec quelques autres, ces hydrolats aromatiques aux similitudes thérapeutiques dégagent

1. À lire : *Guide familial des élixirs floraux*, Ronald Mary, Sully, 2005.

2. Il existe d'autres procédés d'extraction qui concernent des domaines de recherche complexes et sont sans rapport avec les huiles essentielles.

des parfums et des saveurs parfois bien différents.

- **Chémotype (ou chimiotype) :** cette analyse très poussée[1] donne les informations scientifiques fondamentales qui permettent d'éviter tout risque de toxicité. Il est important de connaître précisément la composition biochimique majoritaire (ou distinctive) d'une eau florale, comme pour tous les produits de santé. Une précision capitale, puisque, comme déjà indiqué, le même nom latin peut désigner des eaux florales à la composition biochimique différente selon le terroir, l'altitude, le climat ou la période de cueillette. Le chémotype est alors indispensable pour choisir la bonne eau florale, afin d'en faire un usage maîtrisé, ciblé et plus sûr.

J'insiste sur ce point : c'est une information impérative pour une pratique sérieuse et adaptée de l'aromathérapie. Par ailleurs, en cas de pénurie, la connaissance du chémotype permet de remplacer une eau florale par une autre contenant une formule biochimique similaire.

Vive le bio !

Soyez attentif à ce que vos eaux florales et hydrolats soient toujours issus de la production contrôlée, validée et garantie par l'agriculture biologique ou l'agriculture biodynamique ; cette mention doit être suivie du nom du

1. Les chémotypes sont établis par des laboratoires spécialisés, qui délivrent des analyses de chromatographie et de spectrométrie de masse, pour reconnaître et identifier la composition moléculaire précise de l'eau florale, en qualité et en quantité.

Le logo « Agriculture biologique » français.

Le logo « Agriculture biodynamique » le plus courant.

Les logos bio de l'Union européenne.

certificateur[1]. C'est ce qui assure au consommateur la traçabilité de l'eau florale et de l'huile essentielle, à toutes les étapes de sa production. Vous les reconnaîtrez à leurs logos (voir page précédente).

Attention aux hydrolats aromatiques et eaux florales non bio ! mélangés à des parfums dans le but de flatter le nez et d'accroître leur intensité olfactive ; ou à celles de médiocre qualité qui peuvent présenter un danger pour la santé.

Je m'en explique...

Pour ne pas tomber dans le panneau, lisez mais surtout interprétez l'étiquette. Vous verrez ainsi dans la partie ingrédients : « eau florale, parfum » ou « arôme ». Ne l'achetez pas, c'est une eau florale adultérée. En d'autres termes, elle trompe son monde !

Des eaux florales exclusivement bio : j'insiste !

À ce jour, la première garantie d'un produit alimentaire ou cosmétique (quasiment) parfait pour la santé est la mention « produit issu de l'agriculture biologique ». Ce type d'agriculture s'appuie sur une éthique de vie et repose sur deux règlements européens[2]. Il fait appel à des techniques agricoles qui respectent les équilibres des écosystèmes naturels, sans pesticides, ni herbicides, ni engrais de synthèse, ni autres intrants de synthèse chimique. Consommer des produits issus de la production bio, c'est aussi affirmer des comportements humanistes dont on pourrait résumer ainsi la morale : lorsque j'achète un produit bio, je participe à la protection de la planète que je vais transmettre aux générations futures (mes enfants !), je soutiens un marché économique solidaire, je marque mon engagement d'éco-citoyen(ne) ; lorsque j'utilise un produit bio : je prends soin de ma propre santé et de celle de mes proches, et j'offre les meilleures chances d'une action efficace, parce que totalement dépolluée, pour le bien-être de ceux que j'aime.

Excusez du peu... !

Atout diététique capital

Eaux florales et hydrolats proposent à tous les gourmands 0 % de sucres et 0 % de calories. Ce qui en fait des alliés majeurs en cas de diabète ou de surpoids. Une raison de plus pour les aimer !

L'action des eaux florales

Elle repose avant tout sur leurs principes actifs, même s'ils ne sont présents qu'en très faible quantité. Il est en effet possible, comme l'indiquent certains thérapeutes, de rapprocher le *fonctionnement* des eaux florales du principe des médicaments homéopathiques. La pharmacologie[3] et de très nombreuses

1. Organismes certificateurs agréés par les pouvoirs publics : Ecocert ; Agrocert ; Certipaq ; Qualité France ; Certisud ; Certis ; Alpes contrôles ; Qualisud.
2. Les règlements n° 889/2008 et 834/2007.

3. La pharmacologie est la discipline qui étudie les mécanismes d'interaction entre

recherches scientifiques ont démontré[1] à la fois l'efficacité médicale de la méthode et comment l'homéopathie repose sur le principe de l'infinitésimalité : en diluant et diluant encore un principe actif dans de l'eau pure, les granules imprégnées de cette eau finale provoquent des effets dans l'organisme du patient ; et ce, même s'il ne reste plus rien à partir de la douzième dilution du produit actif de départ. L'explication avancée par les tenants de l'homéopathie est que l'eau qui a servi à la dilution des substances de base conserve une trace, un message, une *mémoire* du principe actif[2]. Celle-ci délivrerait à l'organisme une information pour le guider dans le sens de la guérison. Cette hypothèse fonctionne aussi très bien avec l'eau florale : un message du même type pourrait subsister après la distillation et une présence de produit actif à l'échelle infinitésimale et se diffuser dans l'organisme, même si cela n'a jamais été démontré.

Nouvel argument en faveur de la production de plantes médicinales issues de l'agriculture bio : une eau florale produite à partir d'une plante non bio risque fort de fournir à notre organisme, outre les molécules présentes, le *message* des substances polluantes utilisées pour la faire pousser. *No comment !*

Comment les conserver

Ces produits subtils, extrêmement sensibles à la lumière, à la chaleur et aux pollutions microbiennes, doivent impérativement être stockés dans un endroit frais, propre, sec et au moins sombre, voire sans pollution lumineuse

Peau et pH

Le potentiel hydrogène (pH) permet de mesurer le degré d'acidité d'une solution. La valeur de référence est un pH de 7, celui de l'eau pure chauffée à 25 °C. Les solutions dont le pH est inférieur à 7 sont *acides*. Celles dont le pH est supérieur à 7 sont *basiques*.

La peau d'un humain en bonne santé offre un pH de 4 à 7, en fonction de l'âge et de la qualité de l'épiderme (sec, normal, gras…). L'hydratation et l'hygiène cutanées participent toutes deux au maintien de l'intégrité de la peau ou, plus précisément, de son *film cutané de surface*. Ce *manteau acide* (dont le pH varie de 4 à 6,5) protège la peau contre l'excès de déshydratation ou d'humidification, et aussi contre les infections. Eaux florales et hydrolats, en utilisation d'hygiène et de cosmétique, sont tout à fait indiqués pour maintenir cet équilibre, puisque leur pH est acide (entre 3 et 6,5).

---

une substance active et l'organisme dans lequel elle évolue.

1. De nombreuses études cliniques, effectuées en double aveugle contre placebo, ont montré que les médicaments homéopathiques bien choisis sont plus efficaces qu'un simple placebo.

2. On se souvient de la polémique autour de la « mémoire de l'eau », lancée en 1988 par le biologiste Jacques Benveniste, qui avait réalisé des études in vitro sur l'action des dilutions homéopathiques ; des recherches en partie reprises depuis 2010 par le professeur Luc Montagnier (prix Nobel de médecine 2008) dans le cadre d'études sur la formation dans l'eau de nanostructures induites par l'ADN.

Mes « aromastuces »...

- Refermez bien le flacon d'eau florale après chaque utilisation et rangez-le rapidement au réfrigérateur.
- Quand votre flacon n'en est plus qu'à la moitié de sa contenance, versez le reste dans une bouteille plus petite (toujours ambrée et munie d'un bouchon hermétique). Cela permet d'améliorer la conservation de l'eau florale.
- Versez deux ou trois gouttes d'une huile essentielle extraite de la même plante (de la lavande pour de l'eau florale de lavande, de menthe poivrée pour de l'eau florale de menthe poivrée...). L'huile essentielle crée un écran filmogène qui protège activement l'eau florale et renforce naturellement son parfum et ses qualités thérapeutiques.

du tout : une cave, un garage, un cellier, un placard frais...

Les eaux florales sont généralement conditionnées dans des flacons en verre sombre (brun ou bleu) ou en PET[1], une variété de plastique de qualité alimentaire, recyclable et garanti sans bisphénols[2].

Avant l'achat, vérifiez la date de production et renseignez-vous, si possible, sur les conditions de stockage jusqu'alors.

L'eau florale pure est impérativement sans conservateur ! Flacon clos, elle ne se garde qu'un an et demi au maximum. Après ouverture, conservez vos flacons dans le bac à légumes du réfrigérateur. Une fois le flacon ouvert, votre eau florale doit être utilisée dans les deux à trois mois au maximum.

1. Polyéthylène téréphtalate.
2. Le bisphénol A (BPA) entre dans la composition d'un grand nombre d'objets : plastiques, conserves, canettes, amalgames dentaires, biberons en polycarbonate, tétines et autres *sussus* ou *tottotes* pour bébés... La mauvaise nouvelle, c'est que ces BPA sont des hormones qui ont de sérieuses conséquences sur les fonctions de reproduction chez les animaux testés en laboratoire. Les recherches scientifiques ont montré que cette substance de synthèse interfère, plus ou moins gravement selon les individus et plus particulièrement dans les populations dites « à risque » (femmes enceintes, malades, personnes âgées...) avec le système hormonal (perturbateurs endocriniens).

De A à Z...

Les fiches qui suivent regroupent l'ensemble des informations utiles pour un bon usage d'un hydrolat aromatique et d'une eau florale : de l'origine de la plante à ses fragrances en passant par son huile essentielle, dont elle porte les principes actifs, ses usages santé et les limites de son utilisation, jusqu'à sa petite histoire et son esprit symbolique...

Si toutes les informations contenues dans ces fiches nous sont précieuses, on peut suggérer à chacune et chacun de se tourner aussi vers sa propre intuition pour se laisser porter vers telle ou telle plante. Car s'il est impératif de suivre les indications de ce livre pour un usage raisonnable et raisonné, il n'en reste pas moins que nous sommes ici face à des produits vivants, porteurs d'informations auxquelles chacun d'entre nous peut se révéler sensible, au-delà de la riche et simple biochimie de ces végétaux.

Aneth

Anethum graveolens

Famille des apiacées (ou ombellifères)

L'aneth *Anethum graveolens*, courant chez nos grands-mères sous divers sobriquets : faux anis, fenouil puant, queue-de-pourceau, fenouil bâtard... partage un cousinage botanique avec la carotte, le fenouil et le cumin. Connue depuis l'Antiquité, cette aromatique est originaire du sud de l'Europe. Pourtant, elle est surtout populaire dans les pays scandinaves et d'Europe centrale, principalement utilisée en cuisine pour éviter la prolifération bactérienne. Ce symbole de protection est aussi présent dans les préparations médicinales traditionnelles fortifiantes, notamment en médecine ayurvédique de l'Inde.

Les fleurs jaunes et parfumées de l'aneth, riches d'un doux nectar apprécié des abeilles, apparaissent entre juin et août. On les dirait comme posées sur un feuillage aérien, toutes de dentelle et de légèreté ; la main qui les effleure reçoit de délicates caresses. Je dis souvent dans mes présentations que si l'aneth montre tant de légèreté dans ses feuilles et offre un tel contraste de caractère avec sa propre puissance, c'est qu'il vibre à l'unisson de celles et ceux qui ont du mal à reconnaître leur fragilité.

L'hydrolat aromatique d'*Anethum graveolens* (venant bien de la distillation de la plante entière), à l'odeur d'herbe verte et boisée, propose des notes aériennes de foin finement résinées et épicées, proches de la graine de cumin ; à ces fragrances, s'ajoutent de légères envolées très inattendues de noix de coco. Son goût élégamment anisé, frais, doux et subtil, offre aussi une saveur douce-amère légèrement piquante, sucrée et délicatement salée.

Anethum graveolens soutient les fonctions du foie et du pancréas. Elle est principalement calmante et stimulante des voies digestives lors de la grossesse, quand se manifestent douleurs abdominales, manque d'appétit, spasmes, nausées... Par ailleurs diurétique, anti-inflammatoire rénale et anticoagulante modérée, elle sait aussi accompagner le système respiratoire (anticatarrhale et mucolytique) pour décongestionner les poumons et drainer les mucosités trop bien installées chez bébé.

Ses qualités euphorisantes de tonique psychique permettent de s'aérer l'esprit et de rafraîchir les neurones : c'est alors un des hydrolats du lendemain des fêtes un peu trop arrosées (une cuillère à soupe dans un grand verre d'eau presque tiède, au saut du lit, puis deux ou trois fois dans la journée). Pensez aussi à lui pour assainir gencives et dents en profondeur : brossez vos dents directement avec ou incorporez-le à l'eau de rinçage ; ou frottez vos gencives (gingivite) avec une boule de ouate humide d'hydrolat d'aneth. Nos glorieux anciens racontent, que vaporisé sur l'oreiller, il aurait la propriété de faire taire les ronflements. Indispensable aussi au bureau, dans la traditionnelle Contrex/Évian/Vittel... l'hydrolat d'aneth *spécial nénettes* sera le bienvenu dans l'eau de boisson. À son contact, reprenez le goût à la vie et à ses plaisirs. Adjugé, vendu !

En cuisine, l'hydrolat d'aneth sait évidemment aromatiser le poisson, la crème fraîche, le citron, le concombre, la pomme de terre, le vinaigre... Et sublimer l'été en revisitant le célébrissime gaspacho pour des repas qui riment avec légèreté. On peut même aller plus loin et oser l'audace d'accords baroques avec le fromage frais, le parmesan, l'agneau, la poire, l'avocat, l'estragon...

Une petite fée pétillante de vie et de fraîcheur

En bouche, l'hydrolat aromatique d'aneth est comme un coup de baguette magique sur le système digestif et jusque dans la tête, tels la main fraîche du vent ou le chant du rossignol. Il plaît aux enfants, tant son message est joyeux. Maman allaitante, favorisez la digestion de bébé en prenant au réveil une cuillère à soupe d'hydrolat d'aneth dans un peu d'eau tiède ; votre lait aura une saveur aromatique anisée ; les papilles du bébé en seront ravies et ses fonctions digestives, aussi.

L'huile essentielle

L'huile essentielle d'*Anethum graveolens* est une des plus puissantes quand elle est extraite des semences, et un peu moins ardente quand elle est produite à partir de la plante entière. Elle est obtenue par distillation à la vapeur d'eau de ses parties aériennes (feuilles, tiges, fleurs et graines) riches en principes actifs (carvone, dillapiol...). Il est préférable de se tourner vers son hydrolat, plus sécurisant durant les périodes de périnatalité.

Basilic grand vert

Ocimum basilicum

Famille des lamiacées (labiacées, labiées)

Basilic grand vert *Ocimum basilicum* nous est une plante aromatique des plus familières ; pourtant, elle est originaire d'Asie tropicale, arrivée au Moyen-Orient par les caravanes des commerçants voilà environ 4 000 ans, depuis l'Inde et l'Iran. L'Europe attendra le XVIe siècle pour que les marchands d'épices l'introduisent d'abord en Italie, puis dans le sud de la France. Si ce condiment est riche de cent cinquante variétés, seules quelques-unes sont utilisées en cuisine, en médecine, en phytothérapie et en aromathérapie. Il est aujourd'hui inséparable de la gastronomie méditerranéenne traditionnelle, du *pistou* provençal au *pesto* italien.

Le basilic grand vert *Ocimum basilicum* n'a que deux exigences: avoir la tête au soleil et les pieds dans l'eau. À cela s'ajoute un feeling particulier pour les sols légers, assez riches, humifères et frais. Pour améliorer son rendement, il est préférable de cueillir les feuilles de manière régulière, de façon à ce que les rameaux localisés à l'aisselle se développent. De petite taille, variant entre 50 et 60 cm, il est récolté généralement de mai à octobre, quand ses feuilles larges et arrondies délivrent le plus beau des verts francs.

L'hydrolat d'*Ocimum basilicum* exhale une odeur « verte » légèrement épicée et giroflée, et libère en bouche un goût aromatique et doux très caractéristique. Il est tout en délicatesse et riche de promesses santé: anti-infectieux, antispasmodique, anti-inflammatoire, il permet aussi de soulager les allergies et d'apaiser le rhume des foins de maman ou participer à calmer les encombrements ORL de bébé... Il est surtout un très bon *eupeptique* naturel et tout doux de la femme enceinte, et donc, il aide à la digestion, régule le foie et la vésicule biliaire, apaise les nausées et les vomissements (une cuillère à café dans un verre d'eau, deux ou trois fois par jour; ou respirer quelques gouttes de l'eau florale déposée sur un mouchoir).

Basilic grand vert, pour l'arbre digestif stressé

Basilic est à la fois l'aromate préféré de l'estomac et un antistress de premier choix. Son hydrolat aromatique est aussi adulé par la femme enceinte qui souffre de nausées et de remontées acides. Une ou deux cuillères à soupe dans une bouteille d'eau de 1 litre, à boire gorgée par gorgée au cours de la journée, atténueront les lourdeurs gastriques. Pour bébé, la maman soucieuse de soulager un hoquet, des régurgitations chroniques ou une constipation en rapport avec un stress émotionnel, imprégnera ses mains, préalablement réchauffées, d'hydrolat de basilic et les posera sur son estomac ou son abdomen; la chaleur aromatique assouplira toute la sphère haute digestive, et la fragrance détendra l'atmosphère.

Basilic grand vert *Ocimum basilicum* est également un régulateur du système nerveux, aux vertus calmantes pour les humeurs inquiètes et tendues. Il apaise celles et ceux qui gardent tout sur l'estomac, qui ressassent par trop et se mettent un peu vite *la rate au court-bouillon*. On suggérera aussi cet hydrolat aux caractères rancuniers qui ont du mal à digérer les ressentiments accumulés ou les désagréments inéluctables de l'existence.

L'énergie paisible d'*Ocimum basilicum*, toute de fraîcheur et de légèreté, propose alors de délier les tensions digestives, physiques et psychiques, et accompagne délicatement vers ce qui, pour chacun, relève de l'essentiel.

En cuisine, l'hydrolat aromatique sait remplacer le basilic frais pendant la mauvaise saison et parfumer tous les plats méditerranéens : crudités et salades, légumes et poissons, sans omettre évidemment la soupe au pistou ou la sauce pesto pour les pâtes... Même les desserts (mousses, sorbets...) et les salades de fruits peuvent en bénéficier ; j'aime personnellement son harmonie particulière avec les fraises... N'oubliez pas l'hydrolat aromatique d'*Ocimum basilicum* dans les boissons et les eaux plates ou pétillantes pour se rafraîchir instantanément.

L'huile essentielle

L'huile essentielle de basilic grand vert *Ocimum basilicum* est obtenue par distillation à la vapeur d'eau de ses parties aériennes (feuilles, tiges), voire de la plante entière. Elle est particulièrement riche en principes actifs : linalol, eugénol (présents aussi dans le clou de girofle), 1,8-cinéole, chavicol-méthyl-éther ou estragole... Elle offre un parfum typique épicé et anisé, et des propriétés santé que l'on retrouve aussi dans son hydrolat aromatique.

Camomille noble

(ou camomille romaine, anthémis noble, anthémis odorante ou camomille d'Anjou)
Chamaemelum nobile* ou *Anthemis nobilis
Famille des astéracées

La camomille noble *Chamaemelum nobile*, originaire d'Afrique du Nord et d'Europe occidentale, est connue depuis bien avant l'Égypte antique. Son nom viendrait du grec *chamos*, « près du sol », et *melos*, « pomme » ; ou de *khamaimêlon*, « pomme du sol ». Ce qui est relativement cohérent pour une plante qui pousse près du sol et dont les fleurs fraîchement écloses offrent des senteurs qui en appellent subtilement au parfum de la pomme.

C'est l'une des plantes les plus vendues au monde pour au moins deux raisons fort valables : ses propriétés médicinales très recherchées et le fait qu'elle soit classée parmi les végétaux qui ne présentent aucun danger.

Très adaptable, la camomille noble *Chamaemelum nobile* se plaît partout où le sol est plutôt sec et sablonneux. Cette plante herbacée vivace mesure de 10 à 30 cm de haut, et ses tiges velues sont d'abord couchées pour se redresser par la suite. Elles portent des feuilles de couleur vert blanchâtre. Ses fleurs odorantes et solitaires s'ouvrent abondamment en plein soleil. Elles ressemblent à s'y méprendre aux marguerites, qui ne possèdent toutefois pas leur parfum caractéristique.

L'eau florale de camomille noble *Chamaemelum nobile* offre un parfum floral, exceptionnel et troublant, composé d'envolées rafraîchissantes, douces, métalliques et fruitées. Elle est idéale pour régénérer, apaiser et purifier l'épiderme ; principalement les peaux fragiles ou irritées de maman et de bébé. Elle est souvent indiquée pour soulager les inflammations oculaires (en remplacement de l'eau de bleuet), pour éclaircir et apporter des reflets dorés aux cheveux blonds en soins capillaires, ou parfois pour améliorer une digestion difficile. Je ne manque jamais de la suggérer aussi pour la sphère psychique : tranquilliser les personnes (maman ?) passagèrement tendues ou colériques, en cas de frustrations notamment pour le sevrage de la cigarette (si maman fumait avant la grossesse) ; ou apaiser les gros chagrins (bébé !) quand, par exemple, vient ce

Camomille noble, la messagère pour la paix

L'intelligence du cœur, la noblesse d'une reine, la délicatesse d'un câlin, la lumière de l'espérance… cette précieuse vibration à la fois teintée de la chaleur du soleil et de la fraîcheur du vent est à l'image de ce feuillage aérien, à la fois transparent et lumineux. La fragile et radieuse camomille noble *Chamaemelum nobile* apaise dans les moments d'épreuve, tout ce qui bloque corps et âme, tout ce qui enflamme et brûle la peau ou le cœur. Quand bébé pleure son chagrin et son appréhension (le noir, l'absence, le manque), quand maman nourrit doutes et inquiétudes sur la justesse de ses gestes ou de ses ressentis, vaporisez à volonté : la camomille noble apportera peut-être des pleurs, mais libérera et soignera enfant et parent.

moment entre chien et loup, en début de soirée, et qu'une petite angoisse monte dans les humeurs fatiguées par une journée chargée en découvertes et en émotions (une demi-cuillère à moka dans un petit *bibi* d'eau).

Eau florale idéalement simple d'utilisation pour bébé (à inclure dans le bain, par exemple), elle sait se montrer toute douce même en cas de méchant érythème fessier, de coliques ou de poussées dentaires douloureuses. Pour maman, on y pensera pour ses qualités de profond régulateur des émotions et du comportement qui facilite la détente et le sommeil, recentre et réconforte avant d'élever vers plus de conscience et de lucidité (une ou deux cuillères à soupe dans 1 litre d'eau, à boire tout au long de la journée en cure de vingt jours). Entre nous, je l'appelle « petit ange » depuis des années, car cette antispasmodique, relaxante et sédative, offre par sa présence une humeur où tout nous paraît plus fluide, voire céleste.

En cuisine, l'eau florale de camomille noble *Chamaemelum nobile* apporte sa délicate saveur de miel dans bien des desserts, glaces et sorbets ; un goût que l'on peut aussi envisager dans différentes compositions sucrées-salées…

L'huile essentielle

L'huile essentielle de camomille noble *Chamaemelum nobile* est extraite des sommités fleuries par distillation à la vapeur d'eau. Elle est fluide, claire à jaune pâle. Elle est une des huiles essentielles les plus chères, car d'un assez faible rendement : 100 kg de fleurs pour 400 à 700 ml d'huile essentielle, selon les années, mais toujours riches en principes actifs : angélate d'isobutyle, d'isoamyle et de méthallyle…

Cannelle (écorce)

Cinnamomum verum* ou *zeylanicum

Famille des lauracées

La cannelle *Cinnamomum verum* est indiquée dans de nombreuses préparations curatives traditionnelles dès le Moyen Âge pour son action antiseptique. Si elle n'arrive sous nos latitudes qu'aux environs de 1220, nous savons que l'Égypte (dès 3000 ans av. J.-C.) l'utilisait déjà pour la composition des parfums dont on imbibait les bandelettes des momies embaumées. Mystère d'un cadeau que les dieux accordèrent aux hommes, à l'instar de la myrrhe, de l'or ou de l'encens.

Le cannelier, dont on distille l'écorce ou la feuille à la vapeur d'eau, est un arbre des terres tropicales chaudes et humides (Chine, Inde, Sri Lanka, Madagascar, Antilles...). Adulte, il peut atteindre 15 m de haut. Pour optimiser et produire autrement l'huile essentielle issue de l'écorce de cannelle, nous avons choisi, chez les Sommerard, de ne pas stresser l'arbre. Ainsi, on enlève une seule partie de l'écorce, comme on pèle un fruit (raclage), et l'autre partie reste sur l'arbre. Cela permet de régénérer et de discipliner la repousse de l'écorce. Puis, nous laissons l'écorce sécher au soleil, avant de la plonger dans une eau chaude toute une nuit pour favoriser une fermentation enzymatique (hydrolyse) ; et enfin, nous la distillons durant dix à treize heures. Grâce à cette autre manière de co-composer avec le cannelier, la richesse en principes actifs, la chaîne d'*aldéhydes cinnamiques* ou aromatiques atteint des records inégalés (plus de 71 % !).

L'hydrolat aromatique de *Cinnamomum verum,* aux senteurs envoûtantes de parfums épicés, chauds, presque ardents, offre aussi les nuances d'une douce amertume, sucrée et orientale ; nous sommes proches du piquant des rouleaux de cannelle, avec de légères envolées de clou de girofle en plus. Son goût puissant et vif attise le désir de (re)vivre. Il calme les soucis digestifs et intestinaux (c'est un eupeptique souverain), et contribue même à éliminer les infections tout en rééquilibrant la flore intestinale (une cuillère à café dans le thé et la tisane, voire le café de fin de repas en mode libanais).

L'hydrolat aromatique de *Cinnamomum verum* soutient l'humeur et l'ambition de dépasser tous les caps. Il permet de se (re)mettre en mode action pour remonter, grandir, entrer dans le nouveau rôle de jeune maman ou se donner comme un second souffle lors d'un méchant et sournois post-partum. Bien évidemment, on aura compris que c'est un hydrolat à réserver aux adultes ; car bébé pourrait bien se trouver quelque peu perturbé par tant de feu de vie, même à simplement le respirer.

En cuisine, l'hydrolat aromatique de cannelle *Cinnamomum verum* aromatise très agréablement certains mets de la cuisine exotique, tout en apportant ses qualités digestives ; on y pensera aussi pour les pâtisseries qu'il vient

Cannelle (écorce), la volcanique

Empreinte aromatique la plus *yang* des *yang*, la plus feu des feux, message de vitalité et de force physique, l'hydrolat aromatique de cannelle *Cinnamomum verum* est à l'image d'Attila : il relève les états de fatigue physique ou psychique, stimule la libido, régule le transit, harmonise le métabolisme du sucre, relance la thyroïde... et réchauffe les tempéraments introvertis, timides, ralentis ou froids.

Pour que maman retrouve vitalité et tonus de l'intérieur (à partir du quatrième mois de grossesse seulement ou en post-partum), une cuillère à soupe dans une bouteille d'eau pour ne pas se heurter à la sensibilité piquante, à boire tout au long de la journée, pendant cinq à sept jours.

Pensez à mettre également une petite cuillère à café d'hydrolat de cannelle dans la réserve d'eau du diffuseur en accompagnement d'une vingtaine de goutte d'essence d'orange douce, la synergie sera des plus belles.

réchauffer et enrichir de ses notes de pain d'épices. Idéal dans les jus de pomme à raison d'une demi-cuillère à soupe par verre. Maman n'en sera que plus soulagée en cas de fragilité digestive et immunitaire.

L'huile essentielle

Principalement riche en (E)-cinnamaldéhyde, l'huile essentielle de *Cinnamomum verum* est très dermocaustique et doit donc être utilisée avec une grande prudence. Notamment anti-infectieux, antiviral, antiseptique, réchauffant, stimulant général et sexuel..., ce tonique puissant de l'organisme est aussi un bactéricide et fongicide ; on retrouve ces vertus, moins vives, dans son hydrolat aromatique. Contrairement aux autres huiles essentielles, celle-ci est très lourde (densité de 1,007 à 1,03) ; elle est donc récupérée non pas sur l'eau de distillation mais en dessous, avec un robinet spécialement placé au bas de l'essencier.

Cassis (rameaux et baies)

Ribes nigrum

Famille des grossulariacées

Le cassis *Ribes nigrum,* mieux connu par nos grands-mères comme le groseillier noir, est apprécié pour ses vertus médicinales et ses qualités gustatives depuis le Xe siècle. Il est arrivé du nord de l'Europe, mais personne ne connaît vraiment son origine. Peut-être faut-il croire à cette légende perse qui rapporte que les premiers humains seraient nés d'un cassissier (l'arbre qui donne le cassis) après que Dieu leur eut insufflé une âme. Nous devons à Hildegarde de Bingen (1098-1179), haute figure spirituelle du XIIe siècle et grande dame dans l'art de guérir par les plantes, la description par le menu de l'action thérapeutique des feuilles de cassis, notamment incluses dans un onguent pour guérir la goutte ou, frottées sur la peau, contre les piqûres d'insectes.

Le cassissier (qui donc donne les fruits nommés « cassis ») est un arbrisseau touffu, de 1 m à 1,50 m de haut, qui préfère les climats tempérés, et un sol ordinaire, riche en humus et drainé. Il est assez rare en pousse spontanée et obtient un franc succès pour sa culture dans différentes régions française, surtout en Bourgogne. Si sa période de récolte se situe en juin et juillet, les baies sont mûres en général au mois d'août.

L'hydrolat aromatique de *Ribes nigrum* propose un doux et franc parfum de fruits rouges, enrichi d'envolées herbacées, de rustiques notes de feuille de tomate et de poivron jaune, ou même d'embruns de café torréfié. Traditionnellement conseillé contre les inflammations rhumatismales ou arthritiques, il favorise l'élimination de l'excès d'eau dans l'organisme (diurétique), soutient et relance le système circulatoire, facilite la digestion (une à deux cuillères à café dans une tasse d'eau chaude, en fin de repas), voire tonifie la peau (humectez une boule de ouate d'hydrolat aromatique de cassis, comme les toniques cutanés classiques).

En cuisine, l'évidence de cet hydrolat s'impose pour son goût intense et sucré de fruits rouges dans les crèmes, sauces de salade, mousses, glaces, sorbets, salades de fruits, entremets... On pourra aussi y penser pour déglacer les légumes ou parfumer des sauces qui accompagnent gibiers et volailles,

Cassis : une madeleine de bonheur

Une saveur de fruits rouges, tellement plaisir en bouche, une fragrance douce qui rappelle la dernière glace de l'été, des vertus thérapeutiques digestives et diurétiques… voilà un hydrolat aromatique qui est aussi très étonnant par sa finesse gustative et olfactive. Il ravira les papilles de bébé et illuminera le climat quelque peu nauséeux de la future maman. Cet instant d'arôme en bouche est comme un retour en enfance, une envie inavouable de bonbon… À ne consommer malheureusement qu'aux posologies recommandées.

voire pour brumiser viandes, salades et desserts, au moment de les servir. En cocktail, pensez à réveiller et à révéler les jus de fruits, notamment le jus de raisin, et retrouver l'âme du Kir sans alcool. En glaçons faits maison, déposez l'hydrolat directement dans votre bac à glaçons pour sublimer le frais rosé de l'été…

L'huile essentielle

L'huile essentielle de *Ribes nigrum*, obtenue par distillation à la vapeur d'eau, est concentrée dans les feuilles, les rameaux et les pépins du fruit. Elle offre principalement un composé de principes actifs phénoliques (les prodelphinidols ou prodelphinidines) et des flavonoïdes, aux propriétés anti-inflammatoires et antioxydantes. Elle donne est efficace contre la fatigue, pour diminuer le stress, augmenter la résistance de l'organisme au froid. Reste que cette huile essentielle est très peu rentable : un trop gros volume de plantes est nécessaire pour obtenir trop peu d'huile essentielle (0,75 %). La distillation de *Ribes nigrum* valorise ici surtout la production de l'hydrolat aromatique.

Cyprès vert

Cupressus sempervirens
Famille des cupressacées

Le cyprès vert *Cupressus sempervirens* est l'un des arbres les plus symboliques et allégoriques que nous connaissons : il est dit « plus durable que le bronze », pour montrer sa solidité et son éternité, par le philosophe grec Platon ; *sempervirens* (du latin « toujours vert ») en hommage à sa longévité, par le poète romain Ovide… En Iran, dans la ville de Yazd se trouve un des plus vieux cyprès du monde, le cyprès d'Abarqu (*Sarv-e Abarqu*, ou *Zoroastrian Sarv*), qui serait âgé d'environ 4 500 ans. Et autant que la mémoire populaire s'en souvienne, c'est de ce temps que date son utilisation dans la pharmacopée traditionnelle.

Pur dans ses lignes de flamme immense qui pointe vers le ciel et d'une grande élégance, il appelle à des pensées essentielles sur la vie et la mort pour nous aider à conserver la tête dans les étoiles, les pieds sur terre et le cœur avec les hommes. Ces hommages révèlent que si *Cupressus sempervirens* veille aux abords des cimetières, en Provence et ailleurs, il n'est surtout pas décoration funèbre, mais bien plutôt rappel aux impies et aux mécréants que la vie pourrait bien être éternelle.

Le cyprès vert *Cupressus sempervirens*, originaire d'Orient, aime à s'épanouir dans un environnement très ensoleillé, quand ses racines vont chercher la fraîcheur en profondeur. Il peut atteindre jusqu'à 50 m de hauteur; et il est dit « *sempervirens* », car ses aiguilles restent toujours vertes et touffues. Deux bonnes raisons de le planter en haie afin de protéger du vent habitations et cultures.

L'hydrolat aromatique de cyprès vert *Cupressus sempervirens* offre des fragrances agrestes et rafraîchissantes, avec d'élégants tons boisés et résineux un rien mentholés, quelques effluves de térébenthine et une légère présence de mangue encore verte...

Déodorant naturel pour apaiser les sueurs trop abondantes (antisudorifère), il est aussi un décongestionnant veineux qui facilite la circulation à suggérer à ces dames pour régulariser et calmer les troubles gynécologiques, ou prévenir efficacement la cystite (une cuillère à café dans une tasse de liquide chaud ou froid, trois ou quatre fois par jour). Neurotonique, il saura accompagner les moments d'anxiété et les troubles du post-partum pour clarifier les idées et redonner confiance quand vient le temps d'affronter les risques, réels ou supposés, de la vie courante (une à deux cuillères à soupe dans 1 litre d'eau, à boire tout au long de la journée).

Cyprès vert, la ligne directrice

Conifère, première espèce botanique aromatique apparue sur la planète Terre, arbre de l'immortalité, à la forme phallique *si près* de la force sexuelle sublimée, le cyprès vert est symbole de rectitude, de verticalité, trait d'union entre la terre et le ciel, entre la mère et le père.

Quand les repères se bousculent (arrivée d'un bébé, d'un petit frère ou d'une petite sœur), et que le présent ne sera jamais plus comme le passé, quand l'enfant a du mal à grandir et se transformer dans sa tête ou dans son corps... pensez à le mettre (à *vous* mettre) en contact avec la vibration aromatique de l'hydrolat de cyprès en pulvérisation sur le visage et/ou à tout endroit qui résonne avec un blocage (bas-ventre pour l'énurésie, poitrine pour la mise en route de la lactation...). Cette information olfactive s'impose, telle une autorité réconfortante naturelle, sage et bienveillante.

Voilà un hydrolat aromatique chargé de sens : tout comme son arbre est proche des cimetières et symbolise le passage de l'ici vers l'ailleurs, il accompagne activement le psychisme des enfants et des adultes quand il convient de couper le lien lors des moments de transition et de séparation.

En cuisine, on y pense trop rarement; ses arômes puissants, frais et boisés savent pourtant subtilement accompagner les sauces et marinades de viandes rouges.

Précautions d'utilisation et contre-indication : mieux vaut rester prudente et l'éviter en cas de mastose, de cancer hormonodépendant et durant le temps de la grossesse.

L'huile essentielle

L'huile essentielle de cyprès vert *Cupressus sempervirens* est obtenue par distillation à la vapeur d'eau des rameaux, parfois avec les cônes. Stimulant de la circulation veineuse, elle est aussi diurétique et sait calmer les toux rebelles grâce à ses principes actifs (alpha-pinène, delta-3-carène, cédrol...).

Ses qualités plutôt masculines de verticalité, d'ancrage et d'ouverture aident à se tourner plus facilement vers des projets et objectifs de vie. Et toujours avec la force de celle ou de celui qui doit lutter contre le vent violent, parfois courbé mais toujours droit.

Géranium rosat ou Bourbon (feuille)

Pelargonium* x *asperum
ou *Pelargonium graveolens*
Famille des géraniacées

Géranium rosat CV Bourbon *Pelargonium* x *asperum* est natif d'Afrique du Sud. Il fut implanté à la Réunion (l'île... Bourbon !), puis à Madagascar, à la fin du XIXe siècle. Ces deux îles produisent certainement le meilleur *Pelargonium* x *asperum* du monde, à la fois pour sa finesse et son parfum. Dès le Ier siècle ap. J.-C., le médecin grec Dioscoride mentionnait déjà des variétés de géraniums comme plantes médicinales. C'est de cette époque que vient le nom « géranium » : du grec *geranos*, la « grue », par similitude avec la forme de la graine. Puis, par une analogie dont seule la botanique a le secret, on spécifiera *Pelargonium* : du grec *pelargos*, « cigogne », et du grec *erodios* latinisé en *erodium*, « héron ».

C'est sur une terre tropicale riche et humide que le géranium rosat CV Bourbon *Pelargonium* x *asperum* offre le meilleur de ses magnifiques vertus. À mon goût, celui qui est cultivé en Égypte n'a ni la finesse olfactive ni la valeur thérapeutique du géranium de Madagascar. La plante peut aller jusqu'à 1 m de hauteur. La distillation à la vapeur d'eau de ses feuilles fraîches donne une huile essentielle et un hydrolat aromatique au parfum très fin proche de la rose, d'où son autre nom : géranium rosat.

L'hydrolat aromatique de géranium rosat CV Bourbon *Pelargonium* x *asperum* offre une belle présence olfactive marquée par la fraîcheur, la douceur sucrée très fleurie, avec des envolées troublantes de rose et de litchi ; dans la production de certaines années, le nez peut y discerner aussi une légère présence légumineuse de betterave et de peau de concombre.

Cet antalgique, antispasmodique et anti-inflammatoire digestif est aussi un bel apaisant du système nerveux qui calme agitation, anxiété et irritation

Géranium Bourbon, la douceur d'une caresse chaude et sucrée

L'hydrolat aromatique de géranium rosat CV Bourbon *Pelargonium asperum* est caresse douce et délicate sur la peau, dans le respect de la personne, car dans la dimension d'amour, bouffée de plaisir et de délicatesse à respirer. Infiniment féminin, il est vibration parfaite dans sa justesse avec l'enfant par sa délicatesse maternelle. En soin de beauté ou olfactothérapie (harmonisation du psychisme et de l'humeur d'une personne par l'olfaction des huiles essentielles et surtout de leurs molécules actives, qui pénètrent directement le cerveau), son parfum calme l'esprit et les échauffements en tout genre : des érythèmes aux humeurs chagrines, des boutons et eczémas aux hypersensibilités... Pour rafraîchir et apaiser maman tout comme bébé, pulvérisez le géranium sur le visage et le plexus cardiaque dès que l'équilibre émotionnel est perturbé.

nerveuse (une à deux cuillères à soupe d'hydrolat dans 1 litre d'eau, à boire dans la journée, en cure de vingt jours dans le mois). Ses vertus adaptogènes soutiennent l'organisme durant les périodes troublées, notamment pour vivre les différents stress de la périnatalité. Fatiguée ? Il booste l'énergie. Agitation nerveuse ? Il favorise le calme et le retour à une humeur paisible.

Il est aussi d'un grand secours quand vient le temps de (re)trouver son propre équilibre et de rester centré sur son propre essentiel, en aidant chacune (surtout les mamans) et chacun (surtout les papas) à se diriger sereinement vers ses propres choix de vie.

En cuisine, on pourra y penser pour agrémenter une sauce de salade, parfumer délicatement pâtisseries et boissons, voire l'inviter inopinément pour des sorbets trous normands digestifs, en milieu de repas... et même dans les cocktails, pour s'évader de la grisaille et faire entrer le soleil dans la vie.

L'huile essentielle

L'huile essentielle de géranium rosat CV Bourbon *Pelargonium asperum* est une majeure de la peau, tonique, astringente, antibactérienne et antifongique ; elle sait ainsi se montrer hémostatique pour arrêter le saignement d'une coupure, cicatrisante sur les lésions et les plaies refermées, ou simplement apaisante sur les diverses affections cutanées, grâce à sa composition biochimique riche en principes actifs : *citronellol* et *géraniol*. Aimé et très utilisé en parfumerie et en cosmétique, il se voit attribuer un rôle important dans les soins liés à la somatisation.

Jasmin

Jasminum grandiflorum
Famille des oléacées

Le jasmin *Jasminum grandiflorum* nous est devenu familier depuis le temps d'al-Andalus, l'Espagne musulmane (711-1492), offert à la chrétienté par la culture maure. Comme la rose en Occident, le lotus en Asie ou l'ylang-ylang en Océanie, le jasmin est bien *le* symbole oriental de la féminité et de la sensualité. En France, on raconte que ce serait Madame de Sévigné qui l'introduisit à la cour de Louis XIV (1638-1715). Dès lors, hommes et femmes, nobles et nobliaux, gentilshommes et bourgeois s'entichèrent de cette délicate fleur exotique aux fragrances envoûtantes, et s'en parfumèrent dans le but très précis d'obtenir des faveurs amoureuses.

Jasminum grandiflorum est un genre riche de deux cents à quatre cents espèces ! Fleur reine du bassin méditerranéen, elle aime les environnements chauds mais pas trop, humides à peine et particulièrement ensoleillés. La légende raconte que lorsque la fleur est détachée de sa tige, elle émet une sorte de crissement, comme une plainte douloureuse ; une manière élégante d'indiquer que les fleurs, récoltées en été, sont très précautionneusement cueillies à la main, juste avant le lever du soleil, pour préserver l'intensité de leur parfum unique. Et pour dire la préciosité du jasmin, on notera que pour obtenir 1 à 2 kg d'*absolue*, il faut recueillir environ 7 millions de précieuses fleurs, soit presque 1 tonne.

L'eau florale de jasmin *Jasminum grandiflorum* déroge à la règle d'extraction par enfleurage (voir « L'huile essentielle »), puisqu'elle est, elle, obtenue à la

**Jasmin,
l'eau matricielle**

Le parfum de jasmin habille la femme de qualités exclusivement féminines, subtiles, émotionnelles. Fragrance infiniment sensuelle, saveur fine, fleurie et sucrée, l'eau florale de jasmin connecte instantanément par le nez et les papilles à l'univers matriciel et la féminité profonde.

Après l'accouchement, les femmes qui souhaitent se reconnecter rapidement à leur identité féminine et leur sexualité choisiront l'hydrolat aromatique de jasmin en pulvérisation sur la poitrine pour aider à stopper la lactation, sur le plexus cardiaque et le bas-ventre pour stimuler la libido et régulariser leur système hormonal. De plus, jasmin est à utiliser en parfum de peau, à volonté et jusqu'à satiété.

vapeur d'eau en distillant directement les fleurs fraîches ou sèches pour ne produire qu'elle. Il est permis de penser à bien des qualificatifs et superlatifs pour dire son parfum : chaud, capiteux, envoûtant, captivant, fleuri, sucré, avec des envolées légèrement fruitées et poudrées, riche d'humeurs cachées tels des éclats d'huile d'olive et de réglisse à peine dissimulés...

Indiquée lors de stress ou de déprime, elle ouvre l'être à l'optimisme et à la confiance. Apaisante de l'humeur qui favorise le sommeil profond, elle est eau florale bien plus troublante que les simples effluves de sa fleur : juste avant le dodo réparateur, elle sait mener les cœurs vers l'indolence qui ouvre si bien le corps aux jeux sensuels en stimulant très subtilement le désir.

De grâce, évitons de cantonner *Jasminum grandiflorum* à de simples soins de bien-être. Elle a bien d'autres vertus à offrir pour les sens et les émotions, pour affermir le caractère et ouvrir à la communication, un peu comme on laisse enfin entrer du soleil dans sa vie.

En cuisine, son goût à la saveur marquée par les notes sucrées de noix de coco (!) permet d'accompagner tout autant un riz blanc ou les desserts que bien évidemment les diverses boissons chaudes ou fraîches d'hiver et d'été... Conseillée dans les jus de fruits rouges (airelle ou cranberry, framboise, mûre...), elle apporte une touche originale et suave.

L'huile essentielle

L'huile essentielle de jasmin *Jasminum grandiflorum* n'existe pas, qu'on se le dise une fois pour toute ! L'appellation juste est *absolue* de jasmin ou *extrait*. Pour recueillir ses trésors, le procédé idoine s'appelle l'« enfleurage », cette faculté des corps gras à absorber naturellement les odeurs. La matière récupérée et distillée est alors très riche en molécules aromatiques actives (acétate de benzyle, benzoate de benzyle, cis-jasmone...).

Laurier noble

Laurus nobilis
Famille des lauracées

Le laurier noble *Laurus nobilis* est de ces arbres particulièrement vénérés au travers des âges. Ainsi, de l'Égypte antique à la Grèce, et de l'Inde ancienne à la Rome des débuts de notre ère montent les mélopées et refrains qui chantent la grandeur de ce symbole de victoire. Pourvu de *bacalauri* (les baies de laurier), il a une étymologie venue du latin *bacca* (« baie », « olive »...) et *laureatus* (« couvert, orné, couronné de laurier »...) qui donna en français le mot « baccalauréat ». Certains auteurs n'hésitent pas à l'encenser ; en témoignent ces quelques lignes de mon ami Michel Faucon[1] : « Feu, victoire, vitalité, pouvoir de survie, de conservation et d'immortalité. Archétype de puissance, sagesse, beauté virile, comme en fait preuve Daphné (changée en laurier au moment où Apollon allait l'étreindre). [Le laurier est] feu, lumière et gloire : *laurus, aur*, or ; lumière solaire condensée [...]. »

Arbuste de 2 à 3 m de haut (certains vont jusqu'à 15 m), il ne supporte, certes, ni grands froids, ni excès d'eau, ni sécheresse prolongée ; n'empêche que, toujours béni des dieux, le laurier est le seul arbre cultivé qui n'est jamais frappé par la foudre.

L'hydrolat aromatique de laurier noble *Laurus nobilis* propose de belles vertus thérapeutiques d'anti-infectieux, de bactéricide et de fongicide. Purifiant, tonique et astringent, il assainit la peau, resserre les pores et revitalise les cheveux fatigués. Rafraîchissant et antiseptique, il est utilisé en bain de bouche pour parfaire l'hygiène dentaire. Immunostimulant, il permet de *booster* les défenses naturelles. Antibactérien et antispasmodique, il calme les troubles digestifs. Il est aussi très bon tonique circulatoire veineux et lymphatique.

Laurus nobilis est à suggérer aux futures et aux jeunes mamans qui désirent lutter contre la fatigue, retrouver une bien meilleure humeur et leur bel équilibre émotionnel, ou qui ont besoin d'un ami fidèle pour (re)trouver le courage d'exprimer clairement sentiments et désirs.

En cuisine, pour profiter en plus de ses vertus parfumées et digestives, le très aromatique hydrolat de laurier noble s'intègre très bien aux plats tels que les viandes ou les poissons ou pour cuisiner de délicieuses soupes, sauces... En infusion aussi pour se sentir plus forte et quand la vie vous éprouve, mesdames, ajoutez une cuillère à café par tasse et retrouvez la force !

L'huile essentielle

L'huile essentielle de laurier noble *Laurus nobilis* est obtenue par distillation à la vapeur d'eau de ses jeunes feuilles aromatiques et de ses rameaux fructifiés (riches surtout en principes actifs : 1,8-cinéole, acétate d'alpha-terpinyle puis linalol...). C'est l'huile

Attention de ne pas confondre l'hydrolat aromatique et encore moins les feuilles du laurier noble *Laurus nobilis* avec le laurier-cerise *Prunus laurocerasus* ou le laurier-rose *Nerium oleander*, deux variétés ornementales aux principes actifs toxiques. À éviter aussi *Syzygium polyanthum* (utilisé en cuisine indienne), très proche d'*Eugenia polyantha*, ou *Codiaeum variegatum* (franchement dangereux), tous deux improprement nommés « lauriers indiens ».

1. In *Traité d'aromathérapie scientifique et médicale*, Sang de la Terre et Médial, 2012.

Laurier noble : connecter son potentiel

Voici un hydrolat aromatique très psychoactif qui participe à la construction de l'ego à partir du plus jeune âge. Dénué de la puissance et des risques de l'huile essentielle, il peut être utilisé très tôt. Quand pointe une difficulté de communication, un retard d'apprentissage du langage, que la personnalité est un peu timorée ou peureuse, osez une petite pulvérisation de cet hydrolat aromatique pour en imprégner les vêtements de bébé ou... les vôtres ! Ainsi, bébé et vous respirerez subtilement le parfum de la victoire et du vainqueur. À renouveler aussi souvent que nécessaire pour connecter l'enfant à sa propre identité et aider la construction de l'estime de soi. En association avec la marjolaine pour l'assouplir et donner une version plus féminine, s'il vous est né un enfant trop casse-cou.

essentielle indiquée par tous les aromathérapeutes, avec son hydrolat aromatique lors de la période de périnatalité, à celles et ceux qui ont à se dépasser pour aller vers la victoire, tous les chevaliers en mission (futurs parents ?) dont une couronne de laurier marquera la réussite (bébé !).

Lavande vraie (sommités fleuries)

(ou lavande fine)

Lavandula angustifolia*, ou *Lavandula officinalis

Famille des lamiacées

La lavande vraie *Lavandula angustifolia* est une plante née sous X, d'origine inconnue. On ne sait d'elle que sa présence endémique autour du bassin méditerranéen, où Grecs et Romains des temps anciens appréciaient déjà grandement son parfum et la diffusèrent telle une plante précieuse. Portons crédit à cette légende de la fée Lavandula qui se pencha un jour sur les terres arides de haute Provence et qui pleura de désolation devant tant d'austérité. Les larmes de ses yeux bleus, tombées au sol, donnèrent naissance à des pieds de lavande tout aussi bleus et qui, bien vite, se répandirent dans le paysage alentour.

Lavande vient du latin *lavare*, qui a donné l'italien *lavanda*, « laver », « lavage », « toilette »... Cela pour dire que de tout temps, *Lavandula angustifolia* fut consacrée aux soins et à l'assainissement des corps et des lieux : que ce soit en fumigations ou en tisanes et décoctions, pour agrémenter les bains ou pour désinfecter certaines cités lors d'épidémies... De nos jours, les fragrances de lavande sont souvent de synthèse ou issues d'un simple lavandin de base, et vulgarisées dans bien trop de produits de grande consommation, car moins coûteuses. La vraie lavande est principalement présente dans la parfumerie de luxe et dans la sphère médicale (phytothérapie et aromathérapie).

Lavandula angustifolia (du latin « à feuilles étroites ») pousse en son état sauvage et donc dans l'idéal ! sur les sols les plus secs, sous le soleil torride, entre 700 et 1 500 m d'altitude. Elle connaît bien les orages violents et les températures parfois glaciales de l'hiver : c'est une résistante qui accroît notre résistance, en discrète efficace qui jamais ne cède ni ne renonce à donner ce qu'elle a de meilleur.

L'eau florale de lavande vraie *Lavandula angustifolia* offre un parfum célébrissime de soleil, de fraîcheur et d'azur, délicat et subtil, sucré et fleuri, pénétrant et racé, qui ramène chacun vers la source d'un bien-être ancré dans l'authentique. Elle délivre toujours, et en douceur, ses propriétés antibactériennes et antispasmodiques, calmantes et sédatives, de régulateur cardiaque et de décontractant musculaire, d'antalgique et d'anti-inflammatoire, de cicatrisant et de régénérant cutané...

Eau de quiétude, plus en légèreté que son huile essentielle, elle sait mieux que tout autre apaiser l'esprit et le corps, assagir les émotions et l'anxiété, calmer le stress et les troubles du sommeil. Elle est comme une mère qui sait tonifier quand il le faut, et détendre le moment venu, qui reste toujours mesurée et simple d'utilisation, et toujours avec la grandeur d'une délicate présence.

Lavande fine : la seconde maman

Qu'on se le dise : voilà une incontournable de la grossesse, de la maman et de son bébé. Un pur moment de bonheur. En toute simplicité et facilité d'utilisation, elle est d'une efficacité et d'une sécurité totales. À la fois eau et *lavaré* qui lave les corps physique et psychique de tous les parasites, elle est maman qui sait quoi donner pour aller mieux, sans peur ni doute ; elle agit et n'attend rien en retour. Elle est idéale en pulvérisation pour maman et bébé, sur le visage ou pour adoucir une peau en feu, calmer une colère ou une déception, apaiser une angoisse de séparation ou rassurer maman qui doute de la justesse de son amour et de sa bienveillance.

En cuisine, l'eau florale de lavande vraie est déjà présente depuis bien des lunes pour aromatiser les viandes blanches, agrémenter les salades de fruits ou accompagner les desserts et boissons variées chaudes et froides... À boire dans l'eau qui vous accompagne dans la journée ou en tisane du soir. Elle s'immisce bien volontiers dans les jus de pêche et d'abricot. Attention de ne pas avoir la main lourde, au niveau dosage, sinon c'est l'effet d'un savon en bouche !

L'huile essentielle

L'huile essentielle de lavande vraie *Lavandula angustifolia* est obtenue par distillation à la vapeur d'eau de ses hampes légèrement feuillues et de ses fleurs (riches en linalol, acétate de linalyle, lavandulol...). Nombre de producteurs témoignent du plaisir de la distiller dans une réjouissante atmosphère, mais calme et tonique, tant les fragrances de la lavande les portent à la légèreté dans leur concentration.

Marjolaine à coquilles

(ou marjolaine des jardins, ou marjolaine officinale ou grand origan)
Origanum majorana
Famille des lamiacées

La marjolaine à coquilles *Origanum majorana* est certainement originaire du sud-ouest du bassin méditerranéen, peut-être arrivée d'Extrême-Orient. Les dieux de l'Olympe la connaissaient bien : Aphrodite en personne, la déesse grecque de l'Amour, transforma en marjolaine l'imprudent Amarakos, fils du roi Kinyras de Chypre, qui eut l'impudence de briser malencontreusement un flacon de parfum très précieux.

Plus prosaïquement, les médecins grecs mêlaient *Origanum majorana* à du thym, de la sauge, du basilic et du miel pour concevoir un onguent aux vertus toniques, digestives et fortifiantes, voire pour soulager les douleurs rhumatismales.

Quant à notre tradition populaire, dont le bon sens n'est plus à vanter, elle considère la marjolaine comme un symbole de bonheur et de bien-être pour dire ses vertus apaisantes de toutes les douleurs, même celles qui alourdissent quelque peu la joie de vivre. Connue et aimée de tous, c'est elle qui rehausse le goût de nos pizzas et nous rappelle inlassablement à la culture estivale.

Habituée du paysage méditerranéen, elle fréquente également l'Espagne, la Hongrie et l'Afrique du Nord. Cette plante résistante aime se faire dorer la pilule au soleil et préfère les terres sèches. Robuste et de petite taille, elle peut atteindre entre 40 et 60 cm et offre de petites fleurs blanches ou rosées. Celles-ci sont ramassées et distillées de juillet à septembre. Il faut environ 100 kg de fleurs pour 500 g d'huile essentielle.

Attention de ne pas confondre ce grand origan *Origanum majorana* (dénomination latine très importante pour bien être sûr de sa personnalité !) avec les autres origans du genre *Origanum compactum* ou autres ; car, pour la plupart, ils contiennent de trop fortes proportions de phénols et surtout de carvacrol, d'un usage thérapeutique moins simple et surtout d'une éventuelle toxicité plus aiguë.

L'hydrolat aromatique de marjolaine à coquilles *Origanum majorana* propose un parfum gourmet aux notes aromatiques, sucrées, chaudes, légèrement piquantes. Neurotonique, vasodilatateur, tranquillisant et hypotenseur, il est aussi énergisant, quand trop de stress étreint. Anti-infectieuse, antibactérienne, antifongique, la marjolaine à coquilles *Origanum majorana* est même antispasmodique et digestive, voire antalgique et immunostimulante pour protéger l'organisme des agressions extérieures, quand il convient de garder un bon tonus.

On aura compris que l'hydrolat aromatique d'*Origanum majorana* est vraiment indiqué lors de problèmes nerveux. Son rôle de tranquillisant naturel est certainement sa vertu santé la mieux connue. Il sait même se montrer nuancé pour stimuler ou calmer, selon les individus. Des propriétés de rééquilibrant de l'humeur et de tonique psychique qui peuvent aussi intervenir, mais dans une moindre mesure, dans la régulation du système respiratoire ou du fonctionnement de la thyroïde (hyper- et hypo-).

En cuisine, la marjolaine prend l'usage d'un condiment pour aromatiser soupes (froides et chaudes) et légumes à la provençale, charcuteries et viandes en sauce, parfois même certaines boissons chaudes…

L'huile essentielle

L'huile essentielle de marjolaine *Origanum majorana* est obtenue par distillation à la vapeur d'eau des sommités fleuries (feuilles et petites fleurs blanches ou mauves en forme de coquilles, d'où son nom). La marjolaine à coquilles offre une huile essentielle (riche en terpinéol-4-ol, en carvacrol, en

Marjolaine à coquilles, pour s'affirmer et couper le cordon

Complice de la régulation nerveuse, respiratoire, circulatoire et digestive, la marjolaine à coquilles *Origanum majorana* est aussi une grande plante de terrain, de la construction immunitaire et identitaire. Son hydrolat aromatique est un incontournable du bébé et de l'enfant. Lorsqu'il caresse les narines, il donne de l'assurance et aide à trouver ses marques hors du nid familial quand vient le temps de s'individualiser (bébé de dix-huit mois) ou de s'émanciper (pour les adolescents). Il soutient aussi l'état général de la jeune maman, surtout si elle a besoin de retrouver son impétuosité et son affirmation dans ses nouvelles fonctions.

L'action subtile de la marjolaine se révèle par la voie olfactive, en pulvérisation sur le visage et le thorax, à renouveler à volonté dans la journée. On pourra apporter en plus chez la jeune maman une action de terrain, plus en profondeur, en cure interne: une à deux cuillères à soupe dans 1 litre d'eau chaque jour, pendant quinze jours à trois semaines. Et pour bébé, la valeur d'une cuillère à soupe par jour, toujours diluée dans un peu d'eau tiède.

gamma-terpinène, en alpha-terpinène, en sabinène...) précieuse pour tous les déséquilibres physiques et psychiques dont l'origine nerveuse est clairement établie.

Elle est déconseillée à la femme enceinte et à bébé; ils pourront se tourner calmement vers son hydrolat aromatique, qui propose beaucoup plus subtilement les mêmes vertus.

Mélisse

Melissa officinalis

Famille des lamiacées

La mélisse *Melissa officinalis* est à jamais liée à la nymphe Mélissa qui, aux temps anciens de la mythologie grecque, eut à nourrir de miel le dieu des dieux: Zeus en personne. Peu étonnant donc que le nom même de mélisse vienne du grec *melisophyllon*, « feuille d'abeille », qui aurait donné *melissa*, « abeille ». Ce qui est d'une logique implacable pour cette plante mellifère dont se régalent les abeilles.

Notre pharmacopée n'intégra officiellement *Melissa officinalis* que vers le XIIIe siècle. Une plante médicinale qui, pourtant, était bien connue de la tradition populaire depuis que les médecins d'al-Andalus, l'Espagne musulmane (711-1492), l'implantèrent avec bien d'autres plantes offertes à la chrétienté par la culture maure. En 1978, des chercheurs allemands déflorent ses propriétés antivirales; puis, en 1990, les premières études cliniques sur les effets de la mélisse contre le virus de l'herpès sont menées avec succès.

Cette plante vivace pouvant atteindre 1 m de haut environ est pourvue de tiges carrées et velues; elles portent des petites fleurs blanches ou roses en grappes et des feuilles dentelées très odorantes, ovales et vert foncé comme celles de la menthe.

L'hydrolat aromatique de mélisse *Melissa officinalis* offre une très agréable senteur aromatique et fraîche, enrichie de délicates nuances agrestes de foin et de quelques envolées citronnées et sucrées qui lui sont spécifiques.

Cette anti-infectieuse et immunostimulante, antibactérienne et antifongique, est aussi sédative et tranquillisante, cholagogue pour soutenir l'activité du foie, tonique digestive et antispasmodique pour améliorer la digestion.

Melissa officinalis est à suggérer pour les périodes où l'on se sent un peu trop agacé et irrité, quand il devient difficile de ne pas s'emporter pour simplement s'exprimer, quand le manque de clarté en soi risque d'altérer les liens avec l'entourage... Alors, elle propose généreusement ses vertus d'antidépresseur naturel, tranquillise les psychismes tendus, soulage les insomnies et favorise même l'élévation de l'esprit (une à deux cuillères à café dans une tasse de liquide chaud ou froid, trois ou quatre fois par jour; ou une à deux cuillères à soupe dans 1 litre d'eau, à boire tout au long de la journée, en cure de vingt jours).

En cuisine, beaucoup y pensent pour son parfum frais et sa légère saveur citronnée qui accompagnent poissons, agneau, volailles, farces, potages ou légumes; aromatisent desserts et gâteaux; agrémentent finement boissons fraîches, jus de fruits ou directement tisanes du soir...

Mélisse,
le calme après la tempête

Melissa officinalis lisse les excès et met de l'eau sur le feu: le feu de la peau (croûtes de lait, érythème fessier, eczéma, herpès ou simples piqûres de moustiques...); le feu digestif (crampes intestinales, coliques, maladie de Crohn); le feu ORL des rhinites allergiques, de la conjonctivite, de la blépharite (inflammation du revêtement cutané des paupières); le feu cardio-vasculaire (palpitation, hypertension artérielle); le feu émotionnel comme l'hyperactivité, l'hypersensibilité, le stress, l'anxiété...

Selon les besoins, cet hydrolat est à consommer en externe par pulvérisation et/ou en interne (pour le digestif et le cardio-vasculaire), il est à respirer aussi souvent que nécessaire en cas d'excès psychoémotionnel, il est salvateur le soir dans l'eau du bain des bébés agités et des enfants hyperactifs.

L'huile essentielle

L'huile essentielle de mélisse *Melissa officinalis* est obtenue par distillation à la vapeur d'eau des feuilles et des tiges. Grande huile essentielle du rythme et de la fonction cardiaque, c'est une régulatrice du système neurovégétatif. Elle est précieuse et coûteuse, car son rendement très faible en huile essentielle (0,02 à 0,4 %) demande jusqu'à 100 kg de plantes fraîches pour donner 20 g d'huile essentielle. Attention aux filous du marché qui vendent de la citronnelle *Cymbopogon winterianus* (environ 2,50 euros les 10 ml), riche en principes actifs citronnellal, géraniol... (et dont l'odeur est assez proche), au prix de la mélisse officinale *Melissa officinalis* (environ 22 euros les 2 ml!), riche en géranial, néral, béta-caryophyllène...

Menthe poivrée (feuille)

Mentha x piperita
Famille des lamiacées

La menthe en général, y compris *Mentha x piperita*, est une famille de plantes née sous X dont on ne connaît rien des origines. Elle viendrait de quelque part à l'ouest de l'Asie. Connue bien avant l'Égypte ancienne, elle ne sera cultivée chez nous qu'à partir du VIIIe ou du IXe siècle dans les jardins des couvents et des monastères. Il existerait aujourd'hui plus de mille variétés de *Mentha*, un genre botanique qui se croise si facilement qu'il a donné naissance à des hybrides naturels trop nombreux pour les répertorier ici. Pourtant, si chacun donne une huile essentielle différente, tous contiennent surtout du *menthol*, au parfum si caractéristique.

Dotée de feuilles et de tiges vert foncé, la menthe poivrée *Mentha* x *piperita* préfère une exposition mi-ombragée avec une terre fraîche et riche. Pour une récolte réussie avec des feuilles tendres, il est bon de la couper de manière régulière. Elle est généralement placée en bordures de jardins ou d'espaces de production pour éviter son extension. La récolte de la menthe poivrée se fait sur plusieurs mois, et peut varier de mars à octobre.

Menthe poivrée, plutôt moins que trop

Mentha (autant *piperita* que *spicata*) est toute de paradoxe, et selon la manière dont on l'aborde, ses effets sur l'organisme peuvent changer du tout au tout. Autant dire qu'il convient donc de l'utiliser avec parcimonie et à bon escient. Huile essentielle envahissante, puissante, excessive, elle sait être hydrolat aromatique rafraîchissant, libérateur et vivifiant à la fois dans le subtil (clarté d'esprit) et dans la matière (anti-inflammatoire d'exception). Sur les réactions extrêmes comme les boutons de varicelle chez le bébé, ou bien les échauffements circulatoires des membres inférieurs, les transpirations excessives ou les remontées acides gastriques (maman et bébé), la menthe neutralise et réfrigère, en pulvérisations localisées. Seulement à partir de quinze mois pour bébé. Évitez sur le visage avant quinze mois.

L'hydrolat aromatique de menthe poivrée *Mentha* x *piperita* offre une odeur rafraîchissante connue de tous, évidemment mentholée, tonique et agréable, au souffle poivré et réglissé. Plus subtilement que son huile essentielle, pour les adultes elle est bonne à (quasiment) tout : difficultés pour s'endormir ? Elle endort ! Pour se réveiller ? Elle réveille ! Trop chaud ? Elle rafraîchit ! Un coup de moins bien ? Elle soutient et apaise ! L'humeur embrumée ? Elle donne le coup de fouet salvateur pour retrouver la clarté de l'esprit, même en cas de méchante migraine (un morceau de coton humide de son eau florale déposé quelques minutes sur le front ou la nuque). Mauvaise digestion, mal des transports, nausées et vomissements ? Elle est harmonisante hépatique aux vertus digestives (une à deux cuillères à café dans une tasse d'eau tiède ou chaude, à boire après chaque repas)...

Elle sait aussi calmer l'éruption cutanée ou la transpiration excessive, soutenir les peaux fatiguées ou apaiser les brûlures du soleil, relaxer les muscles, hydrater et nettoyer la peau... Tonique du corps et de l'esprit, elle est vent de fraîcheur propre à sa jeunesse d'esprit. Bref, c'est l'hydrolat de l'énergie et de la force mentale qui permet de se sentir porté quand vient le temps d'agir.

Mentha x *piperita* s'harmonise très bien avec un autre hydrolat aromatique : la menthe verte *Mentha spicata* ; bien qu'aucune étude scientifique n'ait jamais démontré la moindre toxicité, conseillons celle-ci par prudence seulement à maman par voie interne (en raison d'une infime présence en *cétone*), et seulement en application locale pour bébé, après quinze à dix-huit mois (pour rafraîchir le corps lors de grosses chaleurs, et pas sur le visage). *Mentha spicata* offre une odeur particulièrement rafraîchissante, sucrée et chlorophyllée. Riche en *carvone*, elle est *le* goût et l'odeur de célèbres chewing-gums venus de la cité du cinéma (Los Angeles, USA... ça commence par *Holly*, et ça fini par *wood*... vous voyez ?). Je la signale car on peut se tourner vers son hydrolat en cas d'infection des voies respiratoires et de nez bouché (elle est plus douce que *piperita* pour les délicates narines de bébé, diluée et en application sur le torse, pas sur le visage, *bis repetita*), ou pour apaiser les chairs meurtries par les plaies et cicatrices.

En cuisine, évidemment, ces deux hydrolats aromatiques qui sont sources de fraîcheur quand vient le temps de se ventiler un peu la tête et de s'aérer la vie tiennent toute leur place dans un taboulé (plutôt *Mentha* x *piperita*), pour accompagner de nombreux desserts, pour inclure dans le thé ou une infusion ou même pour surprendre tout son monde avec des glaçons à la menthe fraîche...

L'huile essentielle

L'huile essentielle de menthe poivrée *Mentha piperita* (riche en principe actifs : menthol et menthone, pour le goût menthe fraîche) est obtenue par distillation à la vapeur d'eau des feuilles fraîches. Une distillation plaisante tant la plante se montre simple dans sa manipulation et généreuse dans son rendement, quand les senteurs festives égayent la chaîne de production.

Fleur d'oranger (fleur)

Citrus aurantium bigaradia
Famille des rutacées (agrumes)

La fleur d'oranger *Citrus aurantium bigaradia* est une allégorie éblouissante, image de l'abondance promise et souhaitée aux jeunes époux et parents. Elle est issue de l'arbre entier : les feuilles, toujours vertes, évoquent l'amour d'une vie ; les fleurs blanches et parfumées indiquent la pureté des sentiments ; et les fruits disent l'espoir de nombreux enfants.

L'origine incertaine de l'oranger porte à toutes les spéculations : on le dit venu de l'énigmatique Chine ancienne, ou de l'Inde secrète des maharadjahs, ou encore de l'Orient troublant et mystérieux... Qu'importe, ses fruits nous régalent les papilles depuis l'Antiquité, et ses fleurs enivrent les sens de toutes et de chacune depuis la fin du XVIIe siècle, quand Marie-Anne de La

L'industrie du parfum et des arômes a monopolisé la fleur d'oranger (tout comme la rose ou la lavande), souvent avec des odeurs de synthèse. Les supermarchés vendent des produits dont l'étiquette indique : *fleur d'oranger arôme* ; il faut alors comprendre qu'elle n'est plus pure et naturelle, voire qu'elle est reproduite par une synthèse chimique très facile à concevoir.

Trémoille (1642-1722), princesse des Ursins, duchesse de Braccio, princesse de Nérola, fit entrer ses notes à nulle autre pareilles au rang de parfum précieux, tout naturellement sous le nom de... néroli.

L'eau florale de fleur d'oranger *Citrus aurantium bigaradia* dispense des fragrances riches de douce innocence enfantine et de sensuelle insolence effrontée, entre verdeur poivrée et guimauve sucrée, aux suaves notes florales miellées et soufrées, aux fugaces envolées de blé avec parfois une légère pointe d'amertume : ce bouquet unique, caressant et enveloppant renvoie à la persistante nostalgie des bras chaleureux d'une mère qui accompagnent et cajolent dans une douceur infinie. L'eau de fleur d'oranger propose aux jeunes mamans comme un *retour vers le futur* tendre et câlin, et aux bébés l'assurance de graver dans leur mémoire olfactive un lien d'amour éternel avec *la* source... plus connue sous le nom de maman !

Peu d'eaux florales offrent ce désir joyeux de vivre et de croquer l'existence. Ce mets de choix pour le psychisme offre de dissiper tensions et colères, stress et trac, fatigue et dépression latente, colère et frustration (une à deux cuillères à café, le soir dans un liquide chaud ou froid, après les repas ou avant le coucher). Douce sédative qui rassure et réconforte, léger mais efficace antidépresseur, elle détend, calme et apaise. On peut aussi l'utiliser pour les soins des peaux délicates pour ses propriétés à la fois toniques et apaisantes. Les jeunes mamans y penseront (une demi-cuillère à café) dans un biberon d'eau pour calmer les gros chagrins de bébé. Vaporisée sur le landau ou les draps, elle favorise le sommeil ; délicate à respirer, elle donne accès au pays de Shéhérazade et de ses Mille et Une Nuits.

Néroli, l'ultime recours

Véritable joyau de l'aromathérapie, la fleur d'oranger est un classique qu'il est bon de rappeler et de mettre au rang des plus belles eaux florales. Pour maman et bébé, lorsque les nerfs sont à bout, et que mélisse, lavande fine ou camomille noble n'ont pas réussi à ramener le calme, le néroli ou fleur d'oranger sauvera sûrement la situation. Pour les endormissements impossibles, les colères noires, les peaux enflammées... pensez à pulvériser l'eau de fleur d'oranger.

En cuisine, les vertus gustatives de l'eau de fleur d'oranger ne sont plus à vanter : à la fois dans les salades et poêlées de légumes, dans les desserts, soupes de fruits frais et confitures... Invitez-la dans les yaourts nature, sa présence suffit et sucre délicatement. Dans les cocktails de jus de fruits, les smoothies, le vin blanc ou rosé, mais aussi le champagne, dont l'eau florale de fleur d'oranger vient assouplir et adoucir le côté vineux.

L'huile essentielle

L'huile essentielle de la fleur d'oranger *Citrus aurantium bigaradia* s'appelle donc « néroli ». Produit extraordinairement délicat et puissant, la très jolie fleur d'oranger blanche ou rose pâle est cueillie avec grande délicatesse à la main. Elle est d'un rendement incertain et versatile : il faut un peu plus de 1 tonne pour extraire 1 kg de son huile essentielle exceptionnelle (riche en molécules aromatiques et principes actifs nommés linalol, béta-pinène, (E)-nérolidol...). Car, à l'instar du jasmin, de la rose ou de l'ylang-ylang, nous sommes ici en présence de bien plus qu'une simple huile essentielle : nous parlons d'un parfum.

Origan compact

(ou origan à inflorescences compactes)
Origanum compactum
Famille des lamiacées

L'origan *Origanum compactum* est la variété sauvage de la marjolaine. Il est de la grande famille des origans (une soixantaine de membres) dont la caractéristique commune est de proposer une même molécule, majeure dans leurs compositions biochimiques individuelles : le *carvacrol*, qui donne l'odeur aromatique typique des origans.

Le nom du genre *Origanum* est issu du grec *oros*, « la montagne », et *ganos*, « l'éclat », « la joie ». Littéralement, l'origan est donc *l'ornement des montagnes* ou *l'éclat des montagnes*, sobriquets assez fidèles à la réalité pour cette plante qui pousse abondamment sur les coteaux des montagnes sèches. Il est originaire d'Afrique du Nord, puis de tout le bassin méditerranéen, mais on le rencontre encore en pousse spontanée dans ma douce Provence, où il fleurit dès le début juillet et dépasse rarement 80 cm. Le renouvellement de ses corolles lui permet d'être encore en pleine floraison jusqu'à la fin octobre, bravant parfois les gelées et les premières neiges.

Ses feuilles vert foncé au goût piquant et savoureux sont ovales, pointues, à peine découpées. Ses fleurs groupées en inflorescences compactes, odorantes, de couleur rose pourpre, sont fixées sur des tiges rougeâtres dressées et assez velues.

Vous n'en trouvez pas ?

L'hydrolat aromatique d'origan *Origanum compactum* peut être assez avantageusement remplacé par l'hydrolat aromatique d'origan vert *Origanum heracleoticum* (riche en carvacrol, γ-terpinène...) dont il est relativement proche par sa composition biochimique et donc ses propriétés. Et si vraiment aucun des deux n'est disponible, voyez du côté de la sarriette *Satureja montana L.* qui, bien que d'une composition biochimique relativement différente (*carvacrol* à nouveau, et p-cymène...), est très proche dans ses vertus.

L'hydrolat aromatique d'origan *Origanum compactum* est la version *light* de son huile essentielle ; *light* mais encore bien active ! Son odeur fraîche et herbacée, puissante, agréablement aromatique et phénolée, propose aussi des notes aromatiques, épicées, terreuses et amères. Comme il peut parfois se montrer irritant cutané (actif, vous dis-je !), certaines sensibilités (maman et bébé) devront l'utiliser à petites doses ou bien dilué avant emploi.

Cet hydrolat aromatique sait être une remarquable solution antiseptique et immunostimulante naturelle pour combattre les infections bactériennes ou virales. On y pensera donc lors de périodes hivernales (infections de la sphère ORL, respiratoires), pour régler les problèmes du système digestif et urinaire (cystites...), lors de dermatoses même sévères, voire en sortie de maladie pour ses vertus de stimulant et de tonique général.

En cuisine, l'aromatique et digestif origan parfume les plats de viandes et de poissons, les pommes de terre et légumes vapeur, les potages et même l'eau de cuisson des lentilles...

L'huile essentielle

L'huile essentielle d'origan *Origanum compactum* est obtenue par distillation à la vapeur d'eau de ses sommités fleuries. D'une couleur orangée à brun clair, elle est riche en principes actifs phénolés: carvacrol, thymol... Elle est la solution naturelle antiseptique pour combattre les infections bactériennes ou virales, et préserver la flore intestinale en la renforçant, pour une meilleure immunité. Réservez à la voie orale, car elle est dermocaustique. Plutôt que d'antibiotique, on parle dans son cas d'eubiotique: le premier a pour objectif de détruire en masse quand le second ne s'attaque qu'aux germes nocifs en préservant les bactéries utiles à notre santé. À éviter pour les petits bobos du quotidien et à réserver pour les maladies plus difficiles à traiter.

Origan compact, le faiseur d'ordre

C'est l'hydrolat qui remet de l'ordre quand règne le désordre, que la hiérarchie de la flore protectrice n'est plus respectée, que des envahisseurs prennent le dessus: mycoses ou muguet, infections vaginales ou intestinales... Utilisez-le en douche vaginale ou par voie interne dilué dans un peu d'eau, en pulvérisation buccale pour les désordres bucco-dentaires infectieux... Cet hydrolat remet la norme en place et redresse l'immunité naturelle de l'organisme avec une poigne de fer dans un gant de velours. À n'utiliser qu'à partir du quatrième mois de grossesse, pendant sept jours au maximum. Et pour masser, à raison d'une demi-cuillère à café la voûte plantaire de bébé à partir de six mois, afin de soutenir l'immunité, ou en compresses sur des petits bobos surinfectés.

Rose de Damas (fleur)

Rosa damascena

Famille des rosacées

La rose de Damas *Rosa damascena* est de ces fleurs qui évoquent et symbolisent la féminité et la sensualité. Comme celles du lotus d'Asie, de l'ylang-ylang d'Océanie et du jasmin d'Orient, ses fragrances recueillent la faveur de tous. À l'origine de toutes les roses cultivées, on trouve les rosiers sauvages, une bonne centaine d'espèces du genre botanique *Rosa*. Spontanées dans une grande partie de l'hémisphère Nord, leurs fleurs simples, très régulières, presque toutes à cinq pétales, sont couramment appelées «églantines», et les rosiers sauvages, «églantiers». Toutefois, depuis bien avant l'Antiquité, la fleur que nous connaissons aujourd'hui chez nos fleuristes et dans les roseraies, a évolué par croisements et hybridations; on estime à plus de trois mille le nombre de variétés aujourd'hui disponibles.

L'aromathérapie reste concentrée sur une variété particulière et déjà

Rose de Damas, un diamant éternel

Une eau florale qui invite au respect : on la respire, dans le silence et on l'écoute parler au cœur, au corps et à l'esprit. Si chaque femme pouvait se baigner régulièrement sous une cascade de cet hydrolat, sa vie en serait changée à jamais. Infiniment féminine, de la petite fille espiègle à la jeune femme séduisante, de la maman aimante à la femme mûre et jusqu'à la grand-mère attentionnée (parce qu'une femme doit être toutes ces femmes réunies), la rose permet de faire connaissance avec soi-même et de se sentir bien tout simplement.

À pulvériser sur les cheveux, le visage, la poitrine, en douche vaginale, ou à boire (une cuillère à café, deux ou trois fois par jour, durant vingt jours) diluée dans un verre d'eau. Au moment de l'accouchement, pour connecter bébé à l'amour dès son arrivée, et soutenir maman dans son travail, on pensera à vaporiser de l'eau florale de rose de Damas (autant sur le visage que sur d'autres parties du corps) ou en diffusion atmosphérique dans la pièce ; et en post-partum, même traitement pour rééquilibrer le système hormonal. Pour bébé, la caresse de la rose apaise les irritations du siège, les difficultés émotionnelles et rapproche infiniment de maman par de simples pulvérisations cutanées (lors du change de couche) ou atmosphérique dans la chambre.

ancienne, *Rosa damascena*, la plus riche en précieux *géraniol*, l'alcool terpénique qui donne son odeur à la fleur. Cultivée et produite en Bulgarie ou en Syrie (capitale... Damas !), terroirs traditionnels, elle peut aussi venir de Turquie, de France ou du Maroc.

L'eau florale de rose de Damas *Rosa damascena* me semble bien préférable à son huile essentielle pour des soins de santé. Son parfum, évidemment moins intense que celui de l'huile essentielle, reste encore profond et caractéristique dans ses notes florales, sucrées, légèrement citronnées, et ses arômes frais et délicats, épicés et opulents, fruités et tièdes...

Fragrances et vertus de *Rosa damascena* n'ont pas échappé à l'industrie cosmétique, qui en a fait l'un de ses fleurons anti-âge et antifatigue, produit de soin qui se suffit à lui-même pour maintenir l'éclat de la peau. Préférez vaporiser sur le visage la simple eau florale matin et soir ; ou en glaçons à faire vous-même, appliquez sur les paupières pour un soin anticernes magique.

Régulateur de l'humeur, *Rosa damascena* soutient quand vient le temps d'évoluer et de changer, pour vivre au mieux tous les moments de passage, comme celui qui mène à devenir maman, accompagnant la sensibilité des âmes pour ouvrir au désir d'aimer et d'être aimé (une à deux cuillères à soupe dans 1 litre d'eau, à boire tout au long de la journée en cure de vingt jours). Puis à vaporiser subtilement dans la chambre de bébé pour l'accueillir et lui souhaiter la bienvenue à son arrivée dans la maison.

En cuisine, l'eau florale de rose de Damas est surtout présente dans les douceurs et desserts, et bien évidemment dans les pâtisseries orientales ; elle est aussi à tester dans les boissons chaudes et froides, voire dans certaines recettes salées... Pensez-y aussi dans le champagne à partager symboliquement avec papa et bébé pour célébrer l'amour.

L'huile essentielle

L'huile essentielle de rose de Damas *Rosa damascena* est rare et précieuse : environ 1 400 fleurs pour 1 g de la délicate huile essentielle, et presque 4 tonnes de fleurs pour 1 kg. La fleur est cueillie à la main et seulement la tête ! par un geste avisé, presque sacré, qui la rompt comme d'autres rompent le pain. Parfum unique, délicat, complexe et riche d'au moins 275 composés volatils, cette somptueuse élégance végétale appelle chacun à l'amour inconditionnel. Elle est certes cicatrisante et régénérante cutanée, anti-infectieuse et équilibrante neurotonique, mais il serait dommage de ne l'envisager que comme une simple huile essentielle de plus. Non, là c'est d'un trésor dont nous parlons !

Sauge sclarée

Salvia sclarea

Famille des lamiacées

La sauge sclarée *Salvia sclarea* nous vient du fond des âges, bien avant l'Égypte ancienne. Plante sacrée des Grecs puis des Romains, elle était *plante merveilleuse* pour la Gaule, et jusqu'à Louis XIV, dont on dit qu'il entretenait son extraordinaire longévité en buvant, chaque jour à son réveil, une tisane de sauge.

Certainement native des collines arides et ensoleillées du bassin méditerranéen, *Salvia sclarea* est une grande plante élancée dont les tiges épaisses et carrées portent des feuilles rudes et rugueuses à l'aspect velouté ; elle offre de superbes fleurs d'un joli rose à pourpre, voire parfois bleues, que les récoltants ramassent de mars à novembre. Son tempérament transmet de solides vertus tonifiantes, harmonisantes des fonctions féminines ; et pourtant, robuste et fière en apparence, elle est d'une certaine fragilité face aux aléas climatiques.

L'eau florale de sauge sclarée *Salvia sclarea* offre des parfums d'une vigoureuse fraîcheur, aromatiques et herbacés, dans lesquels on perçoit des notes subtiles et douces, jeunes et vertes, sur un fond de noisette, avec parfois des envolées d'ambre gris... quand d'autres années de production elle offrira plutôt un climat de senteurs proche du sous-bois ou de la mousse de chêne, avec un fond presque terreux de champignons, agrémenté d'envolées de sarrazin, voire de cabosse de chocolat vert et amer.

Salvia sclarea est pourvue de très belles qualités de bien-être : harmonisante des fonctions rénales, surrénales, hépatiques, et stimulante des fonctions intestinales ; amie de la flore vaginale (en toilette intime) ; tonique cutané, capillaire et antipelliculaire... elle est surtout une très fidèle revigorante de l'organisme (physique et psychique) pour rééquilibrer l'humeur chagrine des spleens de la grossesse ou des moments de blues du post-partum...

En cuisine, « qui a de la sauge dans son jardin jamais ne voit médecin », rapporte la tradition populaire ; on pensera donc à ses vertus santé et à sa douce saveur pour agrémenter les pâtes, relever marinades et sauces, poissons (gras) et gibiers...

L'huile essentielle

L'huile essentielle de sauge sclarée *Salvia sclarea* donne son essence par

Deux hydrolats en débat

Œstrogénique, tonique circulatoire, antidépressive, la sauge sclarée *Salvia sclarea* est la plante de la jeune femme en pleine poussée hormonale qu'elle régule pour une montée en douceur. Sur un plan subtil, elle est vibration qui la réconforte en cas de rupture amoureuse...

Régulatrice hormonale par des propriétés emménagogues qui stimulent le flux sanguin dans la région pelvienne et l'utérus, (ré)harmonisante nerveuse, digestive, la sauge officinale *Salvia officinalis* est parfaite pour une remise en forme post-partum, pour retrouver son poids de forme, sa vitalité, son transit rapidement, mais aussi pour assumer pleinement ses nouvelles fonctions de maman dans le registre psychologique...

Quand il est difficile de savoir à quel hydrolat de sauge se vouer après l'accouchement, il est fortement conseillé de prendre un peu des deux : à parts égales dans un flacon en verre, prenez une cuillère à soupe du mélange, matin et soir dans un peu d'eau tiède pendant trois semaines. Une synergie à utiliser aussi en vaporisation sur le visage et le haut du corps pour une réinformation complète du système neuro-psycho-endocrinien : le rééquilibrage du système nerveux et du système hormonal, en lien direct avec le psychisme et la gestion des émotions.

La pharmacienne (Aude) indique que les deux hydrolats de sauge sont déconseillés par voie interne pendant la grossesse et l'allaitement, ainsi que chez l'enfant. *Salvia officinalis* fournit de la thujone, la plus neurotoxique et abortive des cétones monoterpéniques. De plus, lors de mastose ou d'antécédent de cancer hormonodépendant, *Salvia sclarea* est interdite car aux effets *œstrogen like*.

L'aromatologue formateur et producteur (Jean-Charles) répond : autant avec l'huile essentielle, je dis oui, autant avec les hydrolats on ne sait pas scientifiquement ; et ma pratique m'a montré qu'à ces niveaux de concentration infinitésimale de principes actifs, les hydrolats aromatiques sont sans danger et offrent quand même leurs belles vertus.

ses fleurs distillées à la vapeur d'eau. Elle est toute de délicatesse et de subtilité, féminine par ses comportements et ses qualités, et ses fragilités s'effacent dès que l'on prend conscience de ses puissantes propriétés dites *œstrogen like*[1] ou « œstrogène mimétique » ou « proches des hormones féminines » pour transmettre un fort caractère par ses principes actifs : linalol, acétate de linalyle...).

1. Molécule qui a le même effet, de par sa ressemblance structurelle, que l'œstrogène.

Thym à linalol ou thym doux

***Thymus vulgaris* CT linalol**
ou *Thymus vulgaris linaloliferum*
Famille des lamiacées

Digne représentant de la flore des garrigues (avec le romarin et la lavande), notre provençale *farigoule*, ou *farigoulette*, est une humble touffe végétale, ornée de toutes petites fleurs roses à pourpres dès que vient le joli mois de mai. Présente depuis (quasiment) toujours en médecine traditionnelle et dans les cuisines familiale ou gastronomique du Sud, le thym accompagne la santé, et (pour ses vertus digestives) la bonne chère tout comme les mets indigestes.

Les différents thyms sont classés en fonction de leur chémotype (voir p. 19). Nous connaissons jusqu'à trois cents représentants du genre *Thymus*; chacun est influencé dans sa composition biochimique par son terroir (la qualité du sol), son environnement (plantes voisines, altitude) et le climat dans lesquels il a évolué.

L'hydrolat aromatique de thym à linalol *Thymus vulgaris* CT linalol est la version douce de son huile essentielle, mais toujours avec les belles et robustes vertus déjà citées. Bébé et maman aimeront son parfum à la note florale caractéristique, amère, piquante et légèrement terreuse, comme un rappel de l'esprit sauvage et intense de la

Thymol, linalol et thujanol : à ne pas confondre

Même si tous les thyms proposent à peu près les mêmes vertus, il existe des différences notables, et des déclinaisons de leur potentiel toxique. Au petit jeu de la personnalité psychoémotionnelle des plantes, notre doux thym à linalol *Thymus vulgaris* CT linalol s'adresse à un adolescent, ou un adulte timide, introverti et hypersensible qu'il *faut* aimer ; le thym à thymol (dermo-irritant) *Thymus vulgaris* CT thymol est pour l'homme de la terre, solide et trapu, grand travailleur et aux besoins rudimentaires ; le thym à thujanol *Thymus vulgaris* CT thujanol se situe entre les deux. Bébé pourra alors sans risque s'entourer de linalol et de thujanol, autant en voie cutanée qu'interne ; pour thymol, il attendra de devenir grand et fort comme papa.

Thym à linalol, connais-toi toi-même

Thymus (le thym) désigne aussi la glande de l'immunité et de l'éducation des lymphocytes (qui jouent un rôle majeur dans le système immunitaire de l'organisme). Le doux thym à linalol excelle donc dans la construction immunitaire et identitaire de l'enfant : synthèse des anticorps, protection lors de la confrontation aux agents pathogènes, apprentissage de la reconnaissance du moi et du non-moi... Dès l'âge de trois mois, quand l'enfant forge son immunité et construit son identité (en disant non à l'environnement hostile), proposez-lui une cure de cet hydrolat aromatique pour prévenir les infections ORL potentielles (une cuillère à moka dans un biberon d'eau deux fois par jour, pendant trois semaines). Pensez aussi à la vaporisation sur le haut du corps (sur le thymus, situé sur le thorax) ou dans l'eau du bain pour apaiser les érythèmes fessiers en rapport avec la poussée dentaire (la dent symbole de la défense et de l'autonomie par rapport à la maman allaitante).

Thym à thujanol, l'agent de combat

Aussi puissant que son frère à thymol, et aussi doux que le thym à linalol, ce chémotype est celui du juste milieu. Très bien toléré par l'enfant, il l'aide pendant les épisodes infectieux pour combattre le microbe, qu'il soit bactérien ou viral (toujours dilué, une cuillère à moka dans un mini-biberon, en cure de sept jours). Ou bien en association à parts égales avec le thym à linalol dans le cadre d'infections ORL récidivantes, sur les mêmes conseils d'utilisation, pendant trois semaines.

garrigue. Son goût puissant, rafraîchissant, aromatique, offre aussi quelques notes miellées. Un hydrolat aromatique qui est aussi à utiliser en protecteur ORL ou désinfectant cutané, stimulant des défenses immunitaires ou équilibrant digestif, reconstituant de l'organisme ou tonifiant énergétique et même régulateur des cheveux gras...

En cuisine, l'arôme de cet hydrolat est très proche de son parfum, et aromatise soupes et veloutés, sauces et jus de viandes, crèmes desserts et entremets, boissons chaudes et fraîches...

L'huile essentielle

L'huile essentielle de thym à linalol *Thymus vulgaris* CT linalol est obtenue par distillation à la vapeur d'eau des parties aériennes fleuries (riche en principes actifs: linalol, acétate de linalyle...). Elle donne très généreusement ses vertus d'antiseptique général puissant, d'anti-infectieux et de vermifuge, de tonique et de neurotonique, voire d'utérotonique et de stimulant pour (re)trouver le désir...

Verveine vraie

(ou verveine odorante ou verveine citronnelle ou verveine citronnée)
***Lippia citriodora*, ou *Lippia triphylla*, ou *Aloysia triphylla*, ou *Aloysia citriodora*, ou *Verbena citriodora* (en fonction des sources botaniques)**
Famille des verbénacées

La verveine vraie *Lippia citriodora* est connue par la tradition, et en fonction des régions, sous divers sobriquets: herbe aux sorciers, herbe de Vénus, veine de Vénus, herbe aux enchantements, herbe sacrée, herbe à tous les maux, herbe du sang, herbe du foie... c'est dire l'importance qu'elle a pu avoir dans la pharmacopée populaire des plantes médicinales durant les siècles passés, des Égyptiens aux Perses, des Grecs aux Romains et des Celtes jusqu'à nos jours.

Curieusement, *Lippia citriodora* semble originaire des zones tempérées ou subtropicales d'Amérique du Sud (Argentine, Bolivie, Colombie, Chili, Pérou...); comment nous est-elle arrivée? C'est le secret de cet arbuste fin, buissonnant et dressé (1 à 2 m), aux feuilles vert clair et allongées, très parfumé, qui aime à s'épanouir sur les pentes et plateaux d'altitude élevée (2 000 m et plus), en plein soleil (20 à 40 °C), tout en supportant de passagères températures négatives.

L'hydrolat aromatique de verveine vraie *Lippia citriodora* offre des notes fraîches d'herbes citronnées, mélissées et un peu piquantes de fraîcheur fruitée et pétillante, verte et suave, à la fois délicate et apaisante.

Lippia citriodora est tout simplement légendaire pour son parfum qui a su traverser le temps avec élégance et ses propriétés désaltérantes, adoucis-

Notre douce *Lippia citriodora* ne doit surtout pas être confondue avec la verveine officinale *Verbena officinalis L.* ou la verveine du Yunnan *Litsea cubeba* ou *Litsea citrata L.* dont les fragrances sont parfois assez proches: une confusion quelquefois entretenue par des petits malins qui surfent sur les cours fluctuants du marché des huiles essentielles et des hydrolats et eaux florales, et qui remplacent l'une par l'autre en fonction de leur coût du moment.

santes et calmantes. Elle sait même se faire tonique cutané pour une sensation vivifiante sur la peau, voire eau de toilette parfumée sans les contraintes de son huile essentielle. Utilisez largement en vaporisation, et notamment à respirer pour dissiper chez bébé le blues de l'absence de maman ou de papa.

En hydrolat de santé, *Lippia citriodora* propose de faciliter la digestion, de calmer les inflammations gastriques et les colites (stomachique et eupeptique), d'apaiser la tension nerveuse et les humeurs irritées. Et surtout n'oublions jamais la célèbre formule répétée tous les soirs par nos grands-parents : « une verveine et au lit », pour dire son efficacité à apaiser l'âme et améliorer l'endormissement.

En cuisine, l'hydrolat de verveine vraie *Lippia citriodora* parfume viandes et poissons, desserts et sorbets, biscuits et pâtisseries diverses, boissons chaudes et froides…

Verveine odorante, ramener le vent dans les voiles

Lorsque le système hormonal tourne au ralenti (thyroïde, pancréas), qu'il y a prise de poids, que les cycles s'espacent, que rôdent perte d'intérêt pour la vie, tendance à la déprime, voire à la dépression, et que pour autant le système nerveux a besoin d'être mis au repos, le souffle citronné de la verveine s'impose. Pendant la grossesse (dès le quatrième mois), en cas d'anxiété ou de spleen, en post-partum pour chasser le baby blues, pensez à une cure d'hydrolat de verveine citronnée (une cuillère à soupe le matin à jeun dans un peu d'eau tiède, pendant une vingtaine de jours) pour réaligner les pensées et les hormones en déroute.

L'huile essentielle

L'huile essentielle de verveine vraie *Lippia citriodora* est produite par distillation à la vapeur d'eau de ses parties aériennes (petits fruits et surtout les feuilles). Sa composition biochimique (dominée par le citral) propose des vertus de rééquilibrant psychique qui aide à lutter contre la morosité et les états dépressifs. En parfum d'ambiance ou en diffusion, *Lippia citriodora* sait détendre les climats tendus et apaiser les humeurs fébriles qui ont besoin de se recentrer sur l'essentiel.

Ylang-ylang (fleur)

Cananga odorata
Famille des annonacées

L'ylang-ylang *Cananga odorata* est la fleur des fleurs de l'Océanie, comme la rose l'est pour l'Occident, le jasmin pour l'Orient ou le lotus pour l'Asie : trésor floral offert par les dieux à l'homme parfois égaré. L'arbre qui la porte peut atteindre jusqu'à 5 m ; il aime les climats proches de la mer, étouffés d'humidité équatoriale, comme sur la côte ouest de Madagascar (océan Indien, Océanie), à l'ylang-ylang magnifique. La fleur est très délicatement cueillie après lui avoir laissé le temps de passer du vert au jaune. L'ylang-ylang tient son nom du tagalog, ou tagal, langue de son lieu d'origine, les Philippines et l'Indonésie, où on la nomme : *alang-ilang*, la « fleur qui danse dans la brise ».

Sur cet arbre et ses fleurs peu connus, les écrits historiques sont rares. La tradition populaire perpétue la coutume

Ylang-ylang, pour se donner du plaisir

Lorsque la libido féminine est en berne, entre le pétale de rose de Damas et les formes sensuelles de la fleur d'ylang-ylang, le plaisir est à portée de main avec ces deux hydrolats, mélangés ou utilisés seuls selon les envies. L'affinité olfactive est bien sûr personnelle et nécessaire pour que les vibrations de désir et de plaisir résonnent au diapason. Pour un préliminaire (quel que soit le contexte) ou inclus dans un dessert, comme parfum de peau dès le matin ou dans l'eau du bain, en parfum de sac en cas de besoin inattendu, ou de parfum d'ambiance pour la chambre, tout est bon pour que maman se fasse plaisir.

de tapisser de fleurs d'ylang-ylang la couche des jeunes mariés. L'ylang-ylang aurait également pu s'appeler plus prosaïquement la *fleur de la patience*, car il faut attendre au minimum cinq ans pour cueillir les premières fleurs. La culture a été développée dans l'océan Indien par les planteurs pour les parfumeurs français.

L'eau florale d'ylang-ylang *Cananga odorata* aux notes florales et charnelles, chaudes et envoûtantes, suaves et légèrement musquées, offre aussi une pointe de jasmin, des envolées de caramel et même de poivre. Sa note de fond impose une présence qui peut se montrer parfois étourdissante. Pour autant, harmonisante, tonifiante et revitalisante, *Cananga odorata* sait rester nuancée pour réveiller (psychiquement) le matin, ou offrir calme et apaisement physique pour favoriser l'endormissement du soir.

Tout est question de mesure dans son utilisation.

Anti-infectieuse et antidépressive, hypotensive et régulatrice cardiaque, relaxante nerveuse et sédative, antalgique et antispasmodique (une à deux cuillères à soupe dans 1 litre d'eau, à boire dans la journée, en cure de vingt jours)..., cette offrande à la bonne humeur ranime la flamme et l'envie de vivre, facilite la communication et favorise la joie pour se laisser aller jusqu'à la sensualité, avec ce rien d'indolence propice à l'éveil des sens, prémices des jeux amoureux. C'est ce qu'indiquait déjà en 1886, le botaniste Nicolas J.B.G. Guibourt quand il écrivait[1] : « [...] *Cananga odorata* au parfum suave, croissant dans les îles du Pacifique, sert à concevoir une pommade dont on se frictionne le corps à la saison des pluies pour se mettre à l'abri des fièvres. Les femmes, elles, s'en mettent dans les cheveux pour attirer l'attention des hommes et stimuler leur ardeur [...] » ; un peu comme une envolée de phéromones, ces substances chimiques émises par la plupart des animaux et certains végétaux, qui agissent comme des messagers entre les individus d'une même espèce, transmettant des informations qui jouent un rôle dans l'attraction sexuelle notamment.

L'eau florale d'ylang-ylang est surtout intéressante sur le plan psychique et psychoémotionnel. Même si elle est aussi un très efficace régénérant cutané ou tonique capillaire, mieux vaut voir

1. In *Histoire abrégée des drogues simples*, troisième édition, tome 2, Mequignon-Marcis, Paris, 1836 ; cité par Michel Faucon *in Traité d'aromathérapie scientifique et médicale*, Sang de la Terre et Médial, 2012.

ailleurs pour les soucis purement physiques ou même de maladie.

En cuisine, elle peut faire merveille dans l'ensemble de la gamme des desserts, ou dans les boissons chaudes et froides...

L'huile essentielle

L'huile essentielle d'ylang-ylang *Cananga odorata* est obtenue par distillation à la vapeur d'eau des fleurs, qui peut durer de trois heures (pour n'obtenir que les premières molécules, les plus odoriférantes, utilisées par l'industrie des parfums, et ignorer les composants thérapeutiques), jusqu'à quinze à vingt heures (pour recueillir la totalité des molécules aromatiques et donc une huile essentielle dite « complète », riche en principes actifs : germacrène-D, béta-caryophyllène, acétate de benzyle...). D'où la différence parfois importante des tarifs sur le marché : plus elle est distillée longtemps, plus elle est chère.

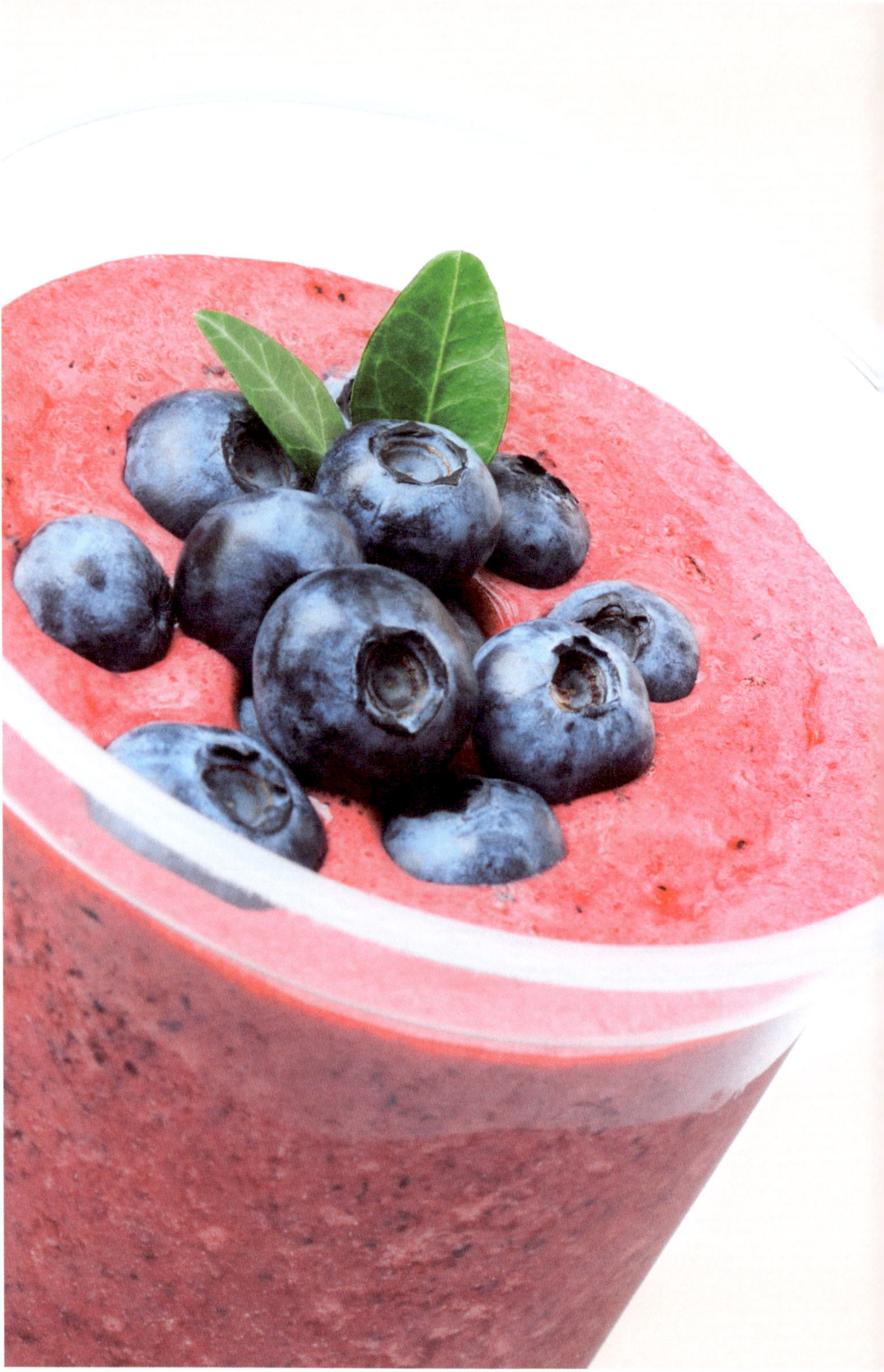

Boissons parfumées : *destination plaisir*

L'amour et l'eau sont les toutes premières nourritures échangées entre maman et bébé. Physiologiquement, dans ce lien réciproque, maman donne son eau, bébé l'accueille ; et l'amour annule la distance. Donc, futures mamans : buvez !
Généralement, une femme dans votre état précieux devrait boire au moins six verres d'eau par jour et un verre de plus pour chaque heure d'activité : au total, pas moins de dix verres par jour, 1 à 1,5 l (à voir avec votre médecin pour qu'il vous aide à individualiser cette moyenne). Mieux vaut alors prendre la bonne habitude de garder toujours près de vous une petite bouteille.
Et pour agrémenter votre eau, inspirez-vous des recettes qui suivent pour inclure telle ou telle eau florale ou hydrolat, afin que boire ne soit plus un pensum mais bel et bien un des plaisirs de votre état de grâce. Un plaisir que vous transmettrez vite à bébé dès son arrivée, pour le bonheur de partager et de commencer son éducation du goût, tout en prenant soin de vous deux avec hydrolats et eaux florales, purs cadeaux de santé naturelle d'une rare beauté.

Pour la grossesse

Chacun des hydrolats et eaux florales que nous vous proposons ici offre des vertus qui nourrissent différents aspects de ce lien sacré en train de se nouer. Puissent ces boissons plaisir et santé vous aider à bien vivre et accentuer cet amour naissant, à chaque étape de la grossesse. Vous êtes de jeunes parents chanceux qui vous apprêtez à vivre l'arrivée d'un bébé qui, comme un ange vient se poser sur Terre, mérite bien d'être accueilli par un bouquet de saveur.

Notre corps est composé de 70 % d'eau. Celle-ci doit être renouvelée chaque jour, c'est pourquoi il est conseillé de boire en moyenne entre 1 l et 1,5 l quotidiennement. Parfois de l'eau pure suffit, parfois elle apparaît bien trop fade. Agrémentez alors votre eau de boisson avec hydrolats aromatiques et eaux florales : vous avez l'embarras du choix. Pour trouver celle qui convient à votre état de santé, votre activité, vos exigences, vos goûts et vos couleurs : suivez le guide. Et n'hésitez pas à varier les plaisirs.

Quelques-unes de mes compositions

Mélangez à parts égales hydrolats aromatiques et/ou eaux florales, et intégrez dans un verre ou une tasse (une à deux cuillères à café) ou dans 1 litre d'eau (deux à trois cuillères à soupe). Remuez le tout avec énergie et une belle intention (formulez au fond de vous une pensée positive que vous envoyez dans cette eau[1]) et réservez au frais. À boire dans la journée...

Zazen

Pas de stress à l'horizon.

Lavande vraie *Lavandula angustifolia* • Verveine vraie *Lippia citriodora*

Respir

Plus qu'une montagne, un bol d'air.

Menthe poivrée *Mentha piperita* • Laurier noble *Laurus nobilis*

Plume

Sortez les maillots, taille fine et sans complexe.

Basilic grand vert *Ocimum basilicum* • Aneth *Anethum graveolens*

1. Pour comprendre l'importance de cette intention, à lire : *Regarde en toi : l'eau, miroir de l'âme*, Masaru Emoto, Trédaniel, 2007. Scientifique japonais, l'auteur a publié plusieurs ouvrages présentant des clichés de cristaux de molécules d'eau. Il interprète ces clichés comme des preuves que les cristaux, et donc la composition profonde de l'eau, réagissent par des changements de structure à diverses influences comme celles d'une musique de Mozart ou de hard rock, ainsi qu'à de simples mots comme : « amour », « merci »...

Kama

Sensualité oblige.

Fleur d'oranger *Citrus aurantium bigaradia* • Ylang-ylang *Cananga odorata*

Flux

Tout en légèreté, des ailes me poussent.

Cyprès vert *Cupressus sempervirens* • Menthe verte *Mentha spicata*

Vital

Au top de l'énergie.

Cassis *Ribes nigrum* • Laurier noble *Laurus nobilis*

Immun

La force est en nous.

Cannelle *Cinnamomum verum* • Thym à linalol *Thymus vulgaris* CT linalol

Relax

C'est l'heure de la pause détente.

Rose de Damas *Rosa damascena* • Mélisse *Melissa officinalis*.

Et maintenant, à vous d'imaginer, d'inventer et de tester...

Mes aromactels

Des cocktails lactés et nutritifs qui font appel aux laitages sous toutes leurs formes...

L'Aroma Ayran

Et comme chantait Desireless: "Voyage, voyage!"

Pour vous seule

1 yaourt de brebis nature • 25 cl d'eau de source • 1 pincée de sel • 1 cuillère à soupe d'hydrolat aromatique aneth • 1 cuillère à café d'hydrolat aromatique de menthe verte

Mixez le tout avec un blender. Incorporez les hydrolats aromatiques et remuez. Servez bien frais et savourez!

Ce soir, je m'évade!

Mektoub

Pour un cocktail nourricier et spirituel!

Pour vous seule

25 cl de lait de chèvre ou de lait fermenté • 1 cuillère à soupe d'eau florale de fleur d'oranger • 1 cuillère à café d'eau florale de jasmin • 1/2 cuillère à soupe de miel de bruyère avec des pistils de safran

Mixez le tout avec un blender ou (mieux!) un extracteur pour préserver les vitamines. Incorporez les eaux florales, remuez et savourez.

Et comme écrirait Paulo Coelho: « Ainsi va ta légende personnelle! »

Sérail

Rendez-vous au pays des Mille et Une Nuits...

Pour maman et papa

25 cl de lait de soja et d'avoine • 1 boule de glace à la vanille • 1 cuillère à soupe d'eau florale de rose • 1 cuillère à café d'eau florale d'ylang-ylang

Mixez le tout avec un blender. Incorporez les eaux florales, remuez et savourez.

Désirade

Pour accueillir mon "il"...

25 cl de lait de soja • 10 cl de lait de coco • 1 à 2 bananes • 1/4 d'ananas • 1 cuillère à soupe d'eau florale de rose • 1 cuillère à café d'hydrolat aromatique de cannelle • 1 pincée de poudre de vanille

Mixez le tout avec un blender ou (mieux !) un extracteur pour préserver les vitamines. Incorporez les eaux florales, remuez et savourez.

Un câlin pour mon doudou !

Des cocktails plaisir et santé

Wonderwoman

C'est qui la plus forte?!

Pour vous seule

3 tomates-cerises • 1/4 de poivron jaune • 1 cuillère à soupe de sirop d'agave • 10 cl de jus de raisin blanc • 10 cl de thé earl grey froid • 1/2 cuillère à soupe d'hydrolat aromatique de mélisse

Préparez en amont le thé earl grey puis conservez-le au frais. Découpez le 1/4 de poivron jaune et les 3 tomates-cerises en deux.

Déposez le tout dans un verre, puis versez 1 cuillère à soupe de sirop d'agave. Pilez à l'aide d'un pilon.

Remplissez le verre de glace, puis versez le thé earl grey froid, le jus de raisin blanc, complétez avec l'hydrolat aromatique de mélisse. Remuez et savourez !

En attendant mon Superman, c'est ma pause bionique !

« Aromastuce »

Pour associer hydrolats aromatiques et eaux florales à des eaux pétillantes et autres boissons gazeuses (sans alcool) sans casser les bulles, préférez les incorporer avant dans le verre et versez la boisson pétillante ensuite. Celle-ci se verra revigorée et informée par la douce présence de l'eau florale.

Charlotte aux fraises

Ben quoi, je peux avoir des envies, non?!

Pour vous seule

1 barquette de fraises (à équeuter) • 1 cuillère à soupe de sirop à la rose • 1 cuillère à soupe d'hydrolat aromatique de basilic grand vert

Mixez le tout avec un blender ou (mieux !) un extracteur pour préserver les vitamines. Incorporez l'hydrolat aromatique, remuez et savourez.

J'adoooooore !

Forever us

Et si on se le disait avec des eaux de fleurs?

Pour vous et papa

2 pêches (dénoyautées) • 1 mangue (pelée) • 1 yaourt brassé pour l'onctuosité • 1 cuillère à soupe d'eau florale de rose •

1 cuillère à café d'eau florale de lavande vraie

Mixez le tout avec un blender ou (mieux !) un extracteur pour préserver les vitamines. Incorporez les eaux florales, remuez et savourez.

Exodom

Pour l'invitation à la rêverie.

Pour vous et papa

1/4 d'ananas (pelé) • 1 mangue (pelée) • 1 yaourt à la noix de coco • 1 cuillère à soupe d'hydrolat aromatique de géranium Bourbon • 1 cuillère à café d'eau florale d'ylang-ylang

Mixez le yaourt et les fruits dans un blender ou, mieux encore, un extracteur qui préservera les vitamines. Incorporez l'hydrolat aromatique et l'eau florale. Remuez et savourez.

Doudou ! Viens sur mon île...

Voluptessence

La promesse d'une soirée gourmande et torride! Chut!

Pour vous et papa

2 à 3 bananes • 1/2 fine tranche de gingembre frais • 10 cl de lait de soja vanillé • 1 cuillère à soupe d'eau florale de fleur d'oranger • 1 cuillère à café d'hydrolat aromatique de cannelle • 1 cuillère de chocolat noir en poudre et de muscade (à parts égales)

Mixez les fruits et le gingembre dans un blender ou, mieux encore, un extracteur qui préservera les vitamines. Incorporez l'eau florale et l'hydrolat aromatique, le lait de soja vanillé. Rajoutez la touche déco avec la muscade râpée et le chocolat noir en poudre. Remuez et savourez.

Vitamax

Grosse fatigue !

Pour vous seule

150 g de raisin noir • 2 pommes • 1 orange sanguine • 1/2 kiwi • 1 cuillère à soupe d'hydrolat aromatique de cassis • 1 cuillère à café d'hydrolat aromatique de menthe verte

Mixez le tout avec un blender ou (mieux !) un extracteur pour préserver les vitamines. Incorporez les hydrolats aromatiques. Remuez et savourez.

Et le tonus est à son max !

Libertad

Besoin de légèreté?!

Pour vous et papa

4 à 5 clémentines • 1 quartier de pamplemousse rose • 3 fruits de la passion • 1 cuillère à café de sirop d'argousier • 1 cuillère à soupe d'eau florale de fleur d'oranger • 1 cuillère à café d'hydrolat aromatique de menthe poivrée

Mixez les fruits avec un blender ou (mieux) un extracteur pour préserver les vitamines. Incorporez l'eau florale et l'hydrolat aromatique, le sirop d'argousier. Remuez et savourez.

C'est bon d'être heureux !

Danse avec la vie

À nous l'ivresse, sans alcool!

Pour vous et papa

3 à 4 poires williams • 1 mangue (pelée) • 1/2 citron vert • 1 cuillère à soupe d'hydrolat aromatique de cassis • 1 cuillère à café d'hydrolat aromatique de géranium rosat Bourbon

Mixez le tout avec un blender ou (mieux!) un extracteur pour préserver les vitamines. Incorporez les hydrolats aromatiques. Remuez et savourez.

Fruity Vegan

De l'énergie pure en nous!

Pour vous et papa

1/4 de poivron rouge frais • 1 barquette de fraises • 1 cuillère à soupe d'hydrolat aromatique de basilic grand vert • 1 cuillère à café d'hydrolat aromatique de marjolaine à coquilles

Mixez le tout avec un blender ou (mieux!) un extracteur pour préserver les vitamines. Incorporez les hydrolats aromatiques. Remuez et savourez avec une paille. Ajoutez au besoin un trait de soda ou de limonade pour l'effet pétillant en plus !

« Aromastuce »

Pour surprendre nez et papilles, laissez libre cours à votre fantaisie et créez vos propres glaçons aromatisés. Au choix: basilic grand vert, cassis, lavande, fleur d'oranger, mélisse, menthe verte, rose de Damas, verveine... Une manière de joindre l'utile santé naturelle, à l'agréable et surprenante découverte pour accompagner les eaux de boisson (plates ou gazeuses) et autres jus de fruits, infusions, thés froids, limonades, jusqu'au petit rosé de l'été! Versez uniquement l'eau florale de votre choix dans le bac ou les moules à glaçons et attendez que la magie opère.

Booster

Pour les nuits courtes ou quand bébé s'agite!

Pour vous et papa

3 oranges sanguines (pelées) • 2 kiwis (épluchés) • 1/4 de papaye (épluchée) • 1 quartier de citron • 1 cuillère à soupe de sirop d'agave • 1 cuillère à soupe d'hydrolat aromatique de menthe poivrée • 1 à 2 cuillères à café d'hydrolat aromatique de cyprès vert

Mixez les fruits dans un blender ou, mieux encore, un extracteur qui préservera les vitamines. Incorporez les hydrolats aromatiques. Remuez et savourez.

Avec des jus de fruits bio en bouteilles : spécial maison

Pinky Bowl

Le punch des lovers.

Pour vous et papa

20 cl jus de raisin rouge • 20 cl thé rouge rooibos • 1 ou 2 fraises fraîches • 3 ou 4 mûres • 3 ou 4 framboises fraîches • 1 ou 2 quartiers de citron vert • 1 à 2 cuillères à soupe d'hydrolat aromatique de basilic grand vert

Dans un punch bowl, mélangez les fruits rouges frais (fraises, mûres, framboises) et quartiers de citron vert. Laissez le temps à tout ce petit monde de faire connaissance et de s'imprégner les uns des autres, quelques heures au réfrigérateur. Servez à la louche et complétez de Perrier fines bulles ou de limonade...

Savourez à deux, c'est mieux !

China Girl

Viens au pays du soleil levant.

Pour vous et papa

30 cl de jus de litchi • 15 cl de lait de soja • 1 cuillère à soupe d'hydrolat aromatique de géranium rosat Bourbon

Mélangez le tout au shaker. Servez avec des glaçons.

Ça nous rend amoureux !

Le prétox

Et comme chantait Ophélie Winter: "Dieu m'a donné le foie..."

Pour vous perso

1 sachet de thé vert • 2 ou 3 baies de genièvre • 20 cl de jus de pamplemousse • 1 cl de jus de citron • 1 cuillère à soupe de sirop d'agave • 1 cuillère à soupe d'hydrolat aromatique de menthe poivrée • 1 branche de romarin pour la déco et les vertus

Préparez en amont le thé vert et laissez infuser les baies de genièvre dedans, puis conservez au frais. Versez le tout dans un verre. Ajoutez les jus de fruits et l'hydrolat. Remuez le tout et rajoutez la branche de romarin.

Bonne dégustation !

Avec des jus de fruits bio en bouteilles : spécial saison

Automne

Pour vous et papa

20 cl de jus de pomme • 10 cl de jus de raisin noir • 5 cl de jus de figue • 1 cuillère à soupe d'hydrolat aromatique de cassis • 1 à 2 cuillères à café d'eau florale de rose

Mélangez le tout et servez avec des glaçons.

Hiver

Pour vous et papa

25 cl de jus de litchi • 10 cl de jus de poire • 1 cuillère à soupe d'hydrolat aromatique de géranium rosat Bourbon • 1 à 2 cuillères à café de sirop à la fraise

Mélangez le tout et servez avec des glaçons.

Printemps

Pour vous et papa

25 cl de jus de fraise • 10 cl de jus de rhubarbe • 1 cuillère à soupe d'eau florale de rose • 1 à 2 cuillères à café d'hydrolat aromatique de basilic grand vert

Mélangez le tout et servez avec des glaçons.

Été

Pour vous et papa

25 cl de jus de pastèque • 10 cl de jus de melon • 1 cuillère à soupe d'hydrolat aromatique de verveine • 1 à 2 cuillères à café d'hydrolat aromatique de menthe verte

Mélangez le tout et servez avec des glaçons.

En mode légumes *vs* fruits

Tous les cocktails proposés peuvent se consommer chauds ou froids. Incorporez les eaux florales et hydrolats aromatiques au moment de servir pour préserver les arômes et les bienfaits.

Toutes saisons: Green Slim

Pour vous et papa

50 g de tomate verte • 50 g de salade mâche • 50 g de concombre • 25 g de fenouil • 1 cuillère à soupe d'hydrolat aromatique de menthe verte • 1 cuillère à café d'hydrolat aromatique de thym à linalol

Mixez le tout avec un blender ou (mieux!) un extracteur pour préserver les vitamines. Incorporez les hydrolats aromatiques, remuez et savourez., ou ajoutez de l'eau de source pour compléter!

Automne

Pour vous et papa

20 cl de jus de potiron • 10 cl de jus de carotte • 1 cuillère à soupe d'hydrolat aromatique de thym à linalol • 1 à 2 cuillères à café d'eau florale d'hydrolat aromatique de basilic grand vert

Mélangez le tout.

Hiver

Pour vous et papa

20 cl de jus de pomme • 15 cl de jus de betterave • 1 cuillère à soupe d'hydrolat aromatique d'aneth • 1 à 2 cuillères à café d'hydrolat aromatique de cannelle

Mélangez le tout.

Printemps

Pour vous et papa

25 cl de jus de tomate • 10 cl de jus de chou • 1 cuillère à soupe d'hydrolat aromatique de mélisse • 1 à 2 cuillères à café d'hydrolat aromatique d'origan

Mélangez le tout.

Été

Pour vous et papa

20 cl de jus de concombre • 10 cl de tomate verte • 5 cl de jus de poivron • 1 cuillère à soupe d'hydrolat aromatique de menthe verte • 1 à 2 cuillères à café d'hydrolat aromatique de verveine

Mélangez le tout.

Pour bébé

Boisson et/ou brumisation de bienvenue (!) à bébé et de félicitations (!) aux jeunes parents. Pour bébé aux papilles toutes neuves, il est préférable d'opter pour la sobriété, aussi je vous conseille d'incorporer une seule eau florale ou hydrolat dans l'eau de boisson ou lors du repas dans le bib'; c'est amplement suffisant !

Encore une fois grâce aux eaux florales et hydrolats aromatiques, nous apportons une information subtile et dépourvue de sucre. C'est selon moi, le plus beau cadeau, voire le vrai héritage que nous pouvons/devons transmettre à bébé : une bonne santé !

De manière générale, pour un bébé, on s'accorde à dire que le dosage en usage interne de l'eau florale ou de l'hydrolat aromatique se situe entre 1 ml (25 gouttes) et 2,5 ml (1/2 cuillère à café) maxi par jour.

Pour la toute première fois dans son bib' d'eau, commencez sagement par 7 à 10 gouttes d'hydrolat aromatique ou d'eau florale pour un biberon d'eau de 260 ml. Observez son comportement, puis augmentez petit à petit.

Faites-le de manière périodique, notamment en cas de grosses chaleurs ou de stress, de poussée dentaire... et de préférence en prises espacées.

Pour jeune maman

Comme pour le temps de la grossesse, maintenant que vous voilà jeune maman, votre corps demande aussi que son eau soit renouvelée chaque jour (buvez de 1 l à 1,5 l quotidiennement). Après l'état précieux de la grossesse, votre organisme appréciera la belle énergie proposée, dans votre eau de boisson, par les hydrolats aromatiques et les eaux florales. Toujours en fonction de votre état de santé, de votre activité, de vos exigences, de vos goûts et de vos couleurs... continuez à vous offrir le droit de varier les plaisirs.

Les smoothies

Café-cacao (spécial p'tit déj')

Pour vous et papa

25 cl de boisson végétale (lait) de noisette • 1 banane • 2 cuillères à soupe de miel • 1 cuillère à soupe de cacao pur (non sucré) • 1 à 2 cuillères à soupe de café instantané bio • 2 cuillères à café de vanille naturelle • 1 cuillère à soupe d'hydrolat aromatique de cannelle

- Pelez et découpez en morceau la banane.
- Déposez tous les ingrédients dans un mixer (blender).
- Mixez le tout jusqu'à obtenir une boisson légèrement onctueuse, lisse et homogène.

Ananas-mangue

Pour vous et papa

200 g de mangues • 100 g d'ananas • 10 à 15 cl de boisson végétale (lait) de coco • 1 yaourt nature (ou parfum coco) au soja • 1 à 2 cuillères à café de miel d'acacia (pour les gourmands) • 1 cuillère à soupe d'eau florale de jasmin

- Pelez, épluchez les fruits. Découpez-les en petits cubes.
- Déposez les fruits et tous les ingrédients dans un mixer (blender).
- Mixez le tout jusqu'à obtenir un mélange lisse et homogène.

Vanille-fraise-coco

Pour vous et papa

15 à 20 cl de boisson végétale (lait) de coco • 5 à 7 fraises fraîches (un peu plus pour les petites gariguettes de Provence) • 50 g de glace à la vanille • 1 cuillère à soupe d'eau florale d'ylang-ylang

- Passez les fraises sous l'eau et équeutez-les.
- Déposez ensuite les fraises et tous les ingrédients dans un mixer (blender).
- Mixez le tout jusqu'à obtenir une boisson épaisse, lisse et homogène.

Fraise-basilic

Pour vous et papa

15 à 20 cl de boisson végétale (lait) de soja • 15 à 20 fraises fraîches (un peu plus pour les petites gariguettes de Provence) • 5 ou 6 feuilles de basilic frais (si possible) • 1 cuillère à soupe d'hydrolat aromatique de menthe verte

- Passez les fraises sous l'eau et équeutez-les.
- Rincez les feuilles de basilic et ciselez-les.
- Déposez ensuite les fraises et tous les ingrédients dans un mixer (blender).
- Mixez le tout jusqu'à obtenir une boisson épaisse, lisse et homogène.

Kiwi-concombre

Pour vous et papa

1 beau concombre • 3 ou 4 kiwis • 50 cl de boisson végétale (lait) de riz • 6 à 8 feuilles de menthe fraîche • 1 cuillère à soupe d'hydrolat aromatique de basilic grand vert

- Épluchez le concombre, coupez-le en deux dans le sens de la longueur, épépinez-le et découpez-le en petits morceaux.
- Pelez les kiwis et découpez-les en petits morceaux.
- Déposez tous les ingrédients dans un mixer (blender).
- Mixez le tout jusqu'à obtenir une boisson légèrement onctueuse, lisse et homogène.

Aromatisez votre eau de boisson

En mode « Non mais... à l'eau florale, quoi ?! ». Plates ou pétillantes, elle ne sera plus jamais la même ! À vous d'oser, à vous de doser subtilement hydrolats aromatiques et eaux florales, vos complices bien-être.

O'Dynam

Pour vous et papa

35 cl d'eau pétillante (c'est un peu fade avec de l'eau plate !) • 4 cl de jus de citron vert bio • 1 cuillère à soupe d'hydrolat de cassis • 2 feuilles de menthe fraîche

- Versez dans chaque verre, 2 cl de jus de citron. Ajoutez l'hydrolat aromatique.
- Incorporez l'eau de votre choix : pétillante ou plate.
- Déposez les feuilles de menthe. Remuez délicatement. Sirotez et retrouvez l'énergie !

O'Relax

Pour vous et papa

35 cl d'eau pétillante (c'est un peu fade avec de l'eau plate !) • 2 cuillères à soupe de sirop d'abricot bio • 2 cuillères à soupe l'hydrolat aromatique de verveine • 2 cuillères à café d'eau florale de fleur de lavande vraie

- Versez dans chaque verre, 1 cuillère à soupe de sirop d'abricot. Ajoutez l'hydrolat aromatique et l'eau florale.
- Incorporez l'eau de votre choix : pétillante ou plate. Remuez délicatement. Posez-vous et prenez le temps de siroter !

O'Élimin

Pour vous et papa (ça ne lui fera pas de mal!)

40 cl d'eau pétillante (c'est un peu fade avec de l'eau plate!) • 4 rondelles de concombre • 1 cuillère à soupe d'hydrolat aromatique de menthe poivrée • 2 cuillères à café d'hydrolat aromatique de cyprès vert ou de sauge sclarée (au choix)

- Répartissez les hydrolats aromatiques dans les verres. Incorporez l'eau de votre choix: pétillante ou plate.
- Rajoutez quelques rondelles de concombre pour la déco et la saveur délicate. Remuez délicatement. Sirotez et éliminez!

O'Dolores

Pour vous et papa (manque pas de souplesse en ce moment, lui?)

40 cl d'eau pétillante (c'est un peu fade avec de l'eau plate!) • 2 cuillères à café de jus de prêle (reminéralisant) • 1 cuillère à soupe d'hydrolat aromatique de laurier noble ou de cassis (au choix) • 2 cuillères à café d'hydrolat aromatique de menthe verte

- Répartissez dans les verres le jus de prêle et les hydrolats.
- Incorporez l'eau de votre choix: pétillante ou plate. Remuez délicatement. Sirotez et retrouvez l'agilité!

O'Digest

Pour vous et papa (l'est pas un peu encombré en ce moment, lui?)

40 cl d'eau pétillante (c'est un peu fade avec de l'eau plate!) • 4 cl de jus de citron vert • 2 fines tranches d'aloe vera (aux bienfaits digestifs) • 1 cuillère à soupe d'hydrolat aromatique d'aneth • 2 cuillères à café d'hydrolat aromatique de menthe poivrée

- Versez dans chaque verre 2 cl de jus de citron vert. Répartissez les hydrolats aromatiques dans les verres.
- Incorporez l'eau de votre choix: pétillante ou plate, et les fines tranches d'aloe vera. Remuez délicatement. Sirotez et retrouvez la légèreté!

O'Sexy

Pour vous et papa

30 cl d'eau pétillante (c'est un peu fade avec de l'eau plate!) • 10 cl de jus de fraise • 1 cuillère à soupe d'eau florale de rose • 2 cuillères à café d'eau florale de jasmin

- Versez dans chaque verre 5 cl de jus de fraise.
- Ajoutez les eaux florales, puis incorporez l'eau de votre choix: pétillante ou plate. Remuez délicatement... et rapprochez-vous!

Pour futur et jeune papa !

Les hydrolats et les eaux florales, ce n'est pas que pour les filles. Car les hommes aussi savent être sensibles et raffinés. Pour qu'il le devienne ou le soit encore mieux, futures et jeunes mamans proposez à votre homme de vous rejoindre au bord de l'eau... florale. Des recettes de cocktails à lui suggérer pour vous accompagner... (Certains cocktails contiennent de l'alcool et sont donc à consommer avec modération. L'abus d'alcool est dangereux pour la santé.)

Papa angoissé, voire ruminant

- Au choix, piochez dans les copines suivantes : basilic grand vert, fleur d'oranger, lavande vraie, mélisse, verveine...
- Ajoutez 2 à 3 cuillères à soupe d'hydrolat aromatique ou d'eau florale dans 1 litre d'eau. À boire dans la journée ou en tisanes du soir.

En mode cocktail avec alcool : Break Down

- Dans un shaker, versez 5 cl de vodka, 1 cl de sirop d'agave, 1 tranche de gingembre frais, 1 cl de citron vert et 1 cuillère à café d'hydrolat aromatique de basilic grand vert.
- Shakez et servez dans un verre old fashioned[1] rempli de glace.

Promis : je ne ronge plus mes ongles !

1. Aussi appelé *lowball* ou *rock glass*, utilisé surtout pour les recettes dites « sur glaçons » (*« on the rocks »*), et souvent de forme carrée.

Papa un peu distant, voire à l'écart

- Au choix, piochez dans les copines suivantes : cannelle, géranium rosat Bourbon, laurier noble, thym à linalol...
- Ajoutez 2 à 3 cuillères à soupe d'hydrolat aromatique ou d'eau florale dans 1 litre d'eau. À boire dans la journée ou en tisanes du soir.

En mode cocktail avec alcool : Sweet Island

- Dans un shaker, versez : 4 cl de vodka, 1 cl de sirop d'agave, 12 cl de jus de litchi, 1 cl de jus de citron vert et 1 cuillère à café d'hydrolat aromatique de géranium rosat Bourbon.
- Shakez et servez dans un grand tumbler[2] rempli de glace, puis complétez de soda...

C'est bon ton truc floral ! C'est quoi déjà ?

2. Aussi appelé *highball*, ou *collins glass* en anglais, c'est un verre tout en hauteur, très souvent utilisé pour les recettes rafraîchissantes en été.

Papa qui en fait trop (hyperactif) et qui s'épuise

- Au choix piochez dans les copines suivantes : camomille noble, cyprès vert, géranium rosat Bourbon, fleur d'oranger, lavande vraie...
- Ajoutez 2 à 3 cuillères à soupe d'hydrolat aromatique ou d'eau florale dans 1 litre d'eau. À boire dans la journée ou en tisanes du soir.

En mode cocktail avec alcool: Keep it Cool

- Dans un shaker, versez : 2 cl de Cointreau, 2 cl de Martini Bianco, 1 cl de jus de citron et 1 cuillère à café d'eau florale de fleur d'oranger.
- Shakez et versez dans un grand verre à vin rempli de glace. Complétez de champagne brut.

C'est ma pause relax !

Papa trop respectueux qui n'ose plus faire l'amour à sa femme

- Au choix piochez dans les copines suivantes : cannelle, rose, origan, sarriette, thym à linalol, ylang-ylang...
- Ajoutez 2 à 3 cuillères à soupe d'hydrolat aromatique ou d'eau florale dans 1 litre d'eau. À boire dans la journée ou en tisanes du soir.

En mode cocktail avec alcool: Adam's Apple

- Dans un shaker, versez : 5 cl de calvados, 3 cl d'amaretto, 10 cl de jus de pomme et 1 cuillère à café d'eau florale d'ylang-ylang.
- Shakez et servez dans un grand tumbler rempli de glace. Idée déco : un grand éventail de pomme et deux cerises bigarreaux.

Ève, lève-toi !

Des soins pour un papa résolument d'jeun

Épatez-le, étonnez-le, séduisez-le... en lui (dé)montrant toute l'étendue des possibilités des hydrolats aromatiques et des eaux florales, même quand il s'agit de le faire plus beau[1] !

Spray capillaire volumateur et fixateur

Eau florale d'ylang-ylang (65 %) • Jus de pulpe d'aloès (30 %) • Alcool de blé (2 %) • Glycérine ou panthénol végétal[2] (2 %) • Miel (1 %).

À appliquer par petites touches pour structurer et modeler les cheveux à la David Guetta... mais en mieux !

1. Ces formulations sont à concevoir à la maison : voir la méthode de préparation des *hydrolaromatic's* by Jean-Charles Sommerard, p. 105 et p. 113.
2. Le panthénol, aussi connu sous le nom de provitamine B5, est un actif très efficace dans les soins capillaires, pour son action fortifiante et embellissante, et sur la peau, pour ses propriétés réparatrices et apaisantes.

Éco Dandy : le déo de l'homme d'aujourd'hui

Hydrolat aromatique de cyprès vert (60 %) • Eau florale de sauge sclarée (10 %) • Jus de pulpe d'aloès (25 %) • Alcool de blé (1 %) • Glycérine végétale (4 %).

À vaporiser chaque fois que vous le désirez, éventuellement à conjuguer avec la pierre d'alun (potassium alum), qui régule la sudation sans boucher les pores de la peau (propriétés astringentes).

Après-rasage fresh attitude

Hydrolat aromatique de menthe poivrée (50 %) • Hydrolat aromatique de géranium rosat Bourbon (20 %) • Jus de pulpe d'aloès (25 %) • Alcool de blé (1 %) • Glycérine végétale (4 %).

À appliquer par petites touches sur la peau !

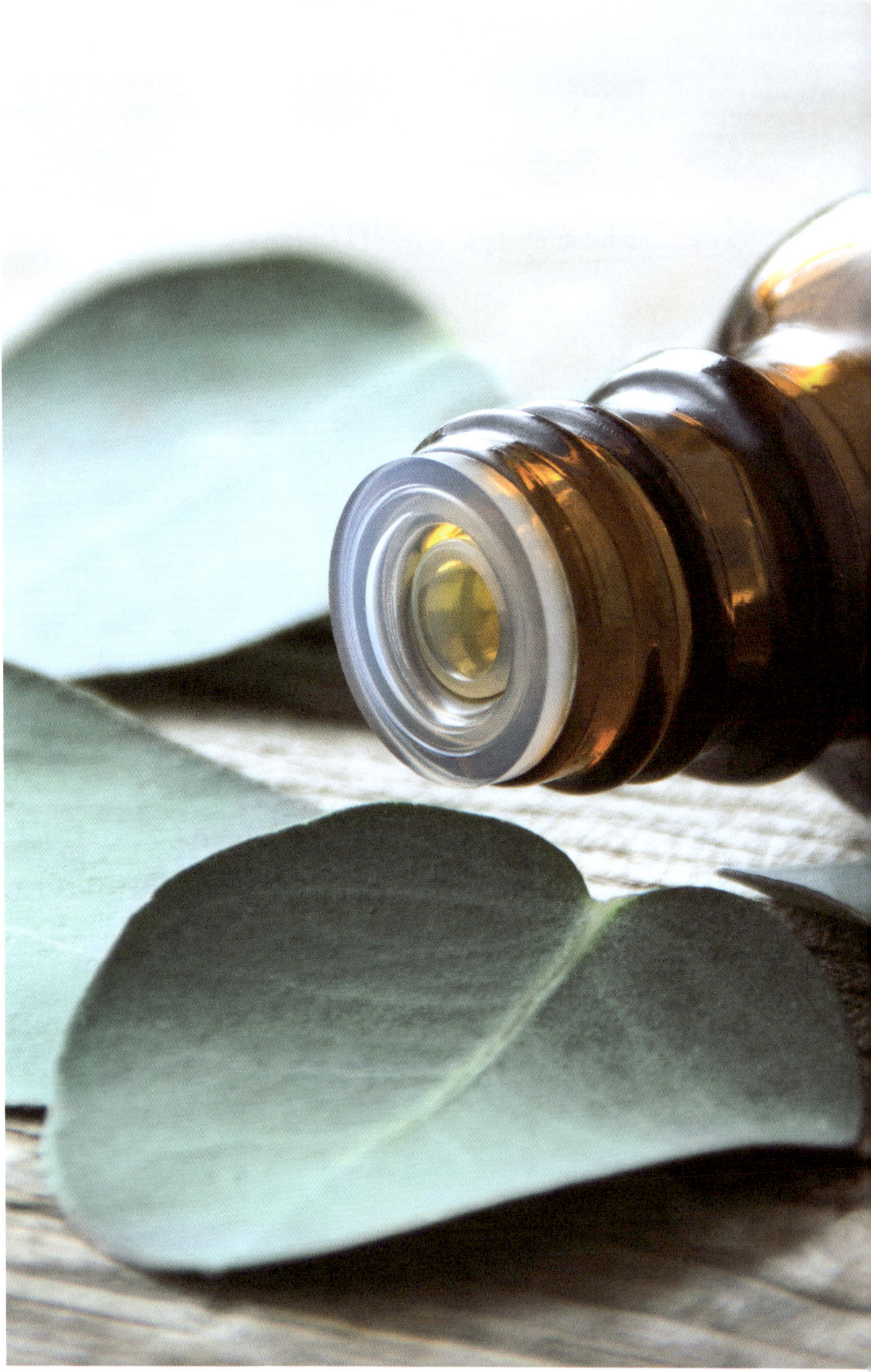

Recettes gourmandes : destination papilles

Enceinte ? Pour toutes les femmes, c'est toujours pareil et chaque fois différent. Une formidable aventure débute, qui aboutira dans trente-neuf semaines environ. Cet état précieux demande une alimentation quotidienne de l'organisme (le vôtre et celui de bébé en approche) dont le rôle est essentiel pour assurer l'ensemble des apports nutritifs. S'il n'est pas du ressort de ce livre d'indiquer aux mamans quoi manger, que donner à bébé, quand et en quelles quantités (mais aussi sans trop de sel, ni pas trop gras, avec des produits issus de l'agriculture bio... à confirmer et individualiser avec votre obstétricien et un diététicien !), permettez-moi tout de même de vous indiquer quelques « aromastuces » et recettes pour vous aider à améliorer le quotidien et mettre la dimension plaisir et bien-être au centre de la table.

Assaisonnements light et aromatiques

La basalmique relaxante

4 à 5 cuillères à soupe d'huile d'olive • 1 cuillère à soupe de vinaigre balsamique vieux • 1 échalote émincée • 2 cuillères à soupe d'hydrolat aromatique de mélisse • 1/2 gousse d'ail (pressée) • 1 pincée de sel, de poivre et de sucre xylitol[1]

- Déposez les ingrédients dans un bol ou dans le fond du saladier.
- Remuez l'ensemble au fouet... et le tour est joué ! En accompagnement de vos salades, légumes...

La bourguignonne

4 à 5 cuillères à soupe d'huile d'olive • 1 cuillère à soupe de moutarde • 2 cuillères à soupe d'hydrolat aromatique de cassis • 1 pincée de sel et de poivre

- Déposez les ingrédients dans un bol ou dans le fond du saladier.
- Remuez l'ensemble au fouet... et le tour est joué ! En accompagnement de vos salades, des légumes...

La méditerranéenne

4 à 5 cuillères à soupe d'huile d'olive • 1 cuillère à soupe de moutarde • 1 cuillère à soupe d'hydrolat aromatique de basilic grand vert • 1 à 2 cuillères à café d'hydrolat aromatique de laurier noble ou de thym à linalol • 1 gousse d'ail (à presser) • 1 pincée de sel et de poivre

Déposez les ingrédients dans un bol ou dans le fond du saladier. Remuez au fouet... et le tour est joué ! En accompagnement de vos salades, légumes...

La campagnarde

4 à 5 cuillères à soupe d'huile de noix • 1 cuillère à soupe de vinaigre balsamique • 1 cuillère à soupe d'eau • 1 à 2 cuillères à soupe d'hydrolat de sauge sclarée • Sel, poivre et aromates (persil, ciboulette...)

- Déposez les ingrédients dans un bol ou dans le fond du saladier. Remuez au fouet... et le tour est joué ! En accompagnement de vos salades fraîcheur, crudités...

1. Le xylitol (ou *E967*) est extrait de l'écorce de bouleau. Il est aujourd'hui considéré comme un remarquable substitut du sucre classique et permet d'en limiter la surconsommation. Pour en savoir plus : *Je teste les bons faux sucres*, Ronald Mary, Trédaniel/Alysse, 2012.

Proportions et équivalences

1 ml = 25 gouttes

1 cuillère à moka = 2 ml

1 cuillère à café = 5 ml

1 cuillère à soupe = 10 ml

Aromastuces

• Pour une vinaigrette allégée, ajoutez de l'eau et des hydrolats aromatiques : moitié eau et hydrolat aromatique, et moitié huile.

• Pour rectifier une acidité trop forte, ajoutez à votre vinaigrette une pincée de sucre ou un rien de miel ou de sirop d'agave. Le sirop d'agave est un édulcorant naturel produit à partir de plusieurs espèces d'agave (des cactus). Des qualités nutritionnelles certaines et un haut pouvoir sucrant pour un indice glycémique bas (deux fois moins que le miel et trois fois moins que le sucre), moins de glucides simples que le sucre, plus faible en calories...

• Pour épaissir votre vinaigrette, vous pouvez ajouter 1 ou 2 jaunes d'œufs crus. Conservez votre vinaigrette à l'abri de la chaleur et de la lumière, sinon elle peut tourner.

La yaourt du Sud

1 yaourt de brebis • 1/2 jus de citron • 2 cuillères à soupe de moutarde • 1 brin de persil • 1 cuillère à soupe d'hydrolat de basilic grand vert • Sel, poivre du moulin

- Dans un bol, pressez le citron. Ajoutez la moutarde puis l'hydrolat de basilic grand vert.
- Rincez et ciselez le persil, puis ajoutez-le au mélange dans le bol.
- Déposez le yaourt dans le bol. Faites monter avec le yaourt à l'aide d'un fouet ou d'un batteur. Pour accompagner les crudités. On peut penser à ajouter une pointe de cumin.

La veine de Vénus[1]

35 cl de bouillon de légumes • 15 g de fécule de maïs (Maïzena ou autre) • 5 cl de jus de citron vert • 1 cuillère à soupe d'hydrolat de verveine • Sel, poivre du moulin (à votre goût) • 1 petit verre d'eau froide

- Dans une petite casserole, portez à petite ébullition le bouillon de légumes.
- Mélangez et délayez la fécule de maïs dans l'eau. Déposez ce mélange dans la casserole, et laissez bouillonner gentiment 1 minute environ, jusqu'à obtenir une consistance un peu onctueuse et veloutée. Coupez le feu et laissez refroidir.
- Versez le mélange froid dans le bol du mixer, et incorporez le jus de citron vert et l'hydrolat aromatique de verveine.
- Mixez le tout afin d'émulsionner l'ensemble. Rectifiez l'assaisonnement si besoin.
- Servez cette sauce à température ambiante sur une volaille (en chaud-froid), des crustacés, des légumes... Pensez éventuellement à la tiédir légèrement pour en napper des filets de poisson...

1. Un des petits noms de la verveine vraie *Lippia citriodora* !

Spécial future maman

Taboulé de quinoa

Pour 4 personnes

160 g de quinoa • 1 cube de bouillon de légumes sans sel • 1 oignon frais (rouge ou blanc) • 1/2 concombre • 3 tomates • Les feuilles de 1/2 bouquet de menthe poivrée • 3 cuillères à soupe d'eau de fleur d'oranger • menthe fraîche

- Rincez abondamment le quinoa. Mettez-le à cuire de 15 à 20 minutes dans deux fois son volume d'eau avec le cube de bouillon. Égouttez et réservez en laissant refroidir.
- Pendant ce temps, émincez finement l'oignon, épluchez et taillez le concombre en petits dés, pelez et épépinez les tomates, et découpez-les en petits dés, hachez finement la menthe en réservant quelques feuilles pour la décoration.
- Dans un saladier, mélangez tous ces ingrédients au quinoa. Incorporez l'eau de fleur d'oranger et mélangez le tout. Décorez avec quelques feuilles de menthe fraîche.

Laissez reposer au réfrigérateur durant 1 heure avant de servir, afin que les arômes aient le temps de s'exprimer.

Saumon aux algues et sirop d'agave

Pour 2 personnes

2 darnes de saumon • 1 échalote • 2 cuillères à soupe d'huile (évitez une huile au goût trop prononcé type olive) • 100 g d'algues fraîches (dulce, haricot de mer, laitue de mer...) • 5 ou 6 cuillères à soupe de sirop d'agave • 2 cuillères à soupe d'hydrolat aromatique d'aneth • Sel aux algues

- Hachez finement l'échalote et faites-la revenir dans une poêle avec l'huile.
- Ajoutez les algues, et laissez frémir 8 à 10 minutes en remuant souvent.
- Dans une autre poêle, versez 1/2 verre d'eau et laissez chauffer sur feu doux 5 minutes, puis déposez le saumon.
- Avec un pinceau de cuisine, enduisez le saumon de sirop d'agave à chaque fois que vous le retournez, 5 ou 6 fois, toujours à feu doux pour ne pas dessécher la chair.
- Quand le saumon a pris sa jolie couleur dorée, saupoudrez de sel aux algues, arrosez d'hydrolat aromatique d'aneth et servez sans attendre sur les algues.

Salade d'épinards, pommes et endives

Pour 3 ou 4 personnes

50 g de raisins secs • 30 ml de jus de citron • 1 oignon rouge • 30 g de noix de cajou • 1/2 piment jaune (plus doux que le rouge) haché • 300 g d'épinards frais • 2 endives • 1 pomme • 50 g de cheddar fort

Vinaigrette

3 à 4 cuillères à soupe d'huile de noix • 1 à 2 cuillères à soupe de vinaigre balsamique • 1 cuillère à café de moutarde (forte, selon les goûts !) de Dijon • 1 à 2 cuillères à soupe (ou plus, selon les goûts !) de sirop d'érable • 2 à 3 cuillères à soupe d'hydrolat aromatique de menthe poivrée • Sel et poivre

- Lavez et séchez bien les épinards, retirez les queues. Réservez. Séparez les feuilles d'endives. Réservez.
- Dans le saladier, coupez la pomme (épluchée ou pas, selon les goûts) en tranches.
- Mélangez les tranches de pomme avec les raisins secs et le jus de citron, et l'hydrolat aromatique de menthe poivrée.
- Incorporez les épinards et les feuilles d'endives.
- Ajoutez l'oignon rouge émincé, les noix de cajou, le piment et le cheddar découpé en petits dés.
- Mélangez tous les ingrédients de la vinaigrette et versez sur la salade.

Boulette de thon coco

Pour 2 ou 3 personnes

1 boîte de thon au naturel (400 g ; 280 g égoutté) • 3 cuillères à soupe de semoule de maïs (polenta) crue • 3 cuillères à soupe de fromage râpé doux • 2 œufs • 5 cuillères à soupe de coriandre fraîche finement hachée • 1 cuillère à soupe de pâte de curry vert (pour celles et ceux qui aiment les plats relevés) • 200 à 250 ml de boisson végétale (lait) de coco • 2 ou 3 cuillères à café de sauce de soja • 2 cuillères à soupe d'hydrolat aromatique de menthe verte • Poivre (si vous n'avez pas mis de curry)

- Déposez le thon dans un saladier, écrasez-le avec une fourchette.
- Ajoutez la semoule de maïs, le fromage râpé, la coriandre, les œufs, le poivre ou le curry vert et mélangez bien.
- Formez de petites boulettes (de la taille de balles de ping-pong), en pressant bien pour qu'elles soient les plus compactes possible.
- Chauffez 200 à 250 ml de boisson végétale (lait) de coco dans un wok ou dans une petite casserole à feu doux.
- Lorsqu'elle commence à bouillir, déposez délicatement les boulettes et couvrez.
- Après une dizaine de minutes, ajoutez la sauce de soja.
- Recouvrez la casserole et laissez cuire doucement une dizaine de minutes.
- Déposez les boulettes de thon dans un plat et arrosez d'hydrolat aromatique de menthe verte juste avant de servir.

Poulet à la crème d'amande

Pour 2 personnes

500 g de filets de poulet • 1 oignon rouge ou blanc • 1 boîte de champignons • 2 briques de crème d'amande cuisine • 1 cuillère à café de fécule de maïs (Maïzena) et un fond d'eau pour délayer • 1 poignée d'amandes effilées • 2 cuillères à soupe d'hydrolat aromatique de basilic grand vert • 1 cuillère à café d'huile d'olive bio • Sel, poivre

- Coupez l'oignon et le poulet en petits morceaux. Salez et poivrez.
- Faites revenir l'oignon, le poulet et les champignons égouttés dans un peu d'huile pendant 10 minutes.

- Versez les 2 briques de crème d'amande et laissez mijoter encore 10 minutes. Puis, éteignez le feu.
- 1 à 2 minutes avant de servir, délayez la fécule de maïs dans un peu d'eau, ajoutez l'hydrolat aromatique et faites légèrement tiédir.
- Versez le tout dans votre plat afin de le rendre plus velouté.
- Accompagnez de spaghettis complets et ajoutez des amandes effilées dans l'assiette pour donner du croquant.

Riz au lait

Pour 10-12 petites verrines

200 g de riz rond • 1 litre de boisson végétale (lait) d'amande ou de noisette • 3 cuillères à soupe de sucre intégral ou suc de canne complet, ou rapadura *(son nom brésilien) • 3 cuillères à soupe de confit d'orange • 10 cl de crème de soja • 2 cuillères à soupe d'eau florale de lavande vraie • Quelques pistaches non salées*

- Faites tremper le riz dans de l'eau (recouvrez-le jusqu'à environ 5 cm au-dessus) durant 1 heure...
- Rincez le riz.
- Faites chauffer la boisson végétale jusqu'à frémissement.
- Jetez-y le riz, mélangez et laissez cuire à feu doux 20 à 25 minutes en remuant de temps en temps pour que le riz se détache bien.
- Retirez du feu, ajoutez le sucre intégral et le confit d'orange ; mélangez.
- Couvrez et laissez le riz absorber le restant de liquide pendant 15 à 30 minutes.
- Ajoutez la crème de soja et l'eau florale de lavande vraie ; mélangez.
- Répartissez le riz au lait dans des verrines et décorez de pistaches concassées. Laissez réfrigérer 1 heure.

Yaourt de chèvre au miel et fruits secs épicés

Pour 6 à 8 personnes environ

Vous devez disposer d'une yaourtière.

1 tasse d'amandes • 1 tasse de pistaches • 1/4 de poivron rouge • 4 à 6 feuilles de menthe fraîche • 1 litre de lait de chèvre • 1 yaourt au lait de chèvre • 1 tasse de miel liquide • 3 cuillères à soupe d'eau de fleur d'oranger

- Broyez grossièrement les fruits secs.
- Émincez très finement le poivron et la menthe.
- Mélangez le lait, le yaourt et l'eau de fleur d'oranger.
- Mélangez le tout au miel.
- Incorporez dans les pots, et conservez le reste de votre préparation (s'il en reste !) au frais dans un récipient fermé.
- Attendez que la yaourtière finisse son travail, selon les indications du fabricant, et déposez les pots au réfrigérateur.

Spécial jeune maman

Voici quelques suggestions gourmandes maintenant que bébé est arrivé... En mode gastronomie, amusez-vous et continuez de tester hydrolats aromatiques et eaux florales en cuisine : sensations et émotions garanties !

Purée d'aubergines

Pour 4 personnes

1 kg d'aubergines • 1 oignon doux • 1 gousse d'ail frais • 1/2 citron vert • 6 cuillères à soupe d'huile d'olive • 2 cuillères à soupe d'hydrolat aromatique de thym à linalol • Poivre

- Préchauffez le four à 210 °C (thermostat 7).
- Déposez les aubergines encore munies de leur peau sur la grille du four, et laissez-les cuire durant 35 à 40 minutes, le temps que la peau noircisse et se craquelle.
- Pendant ce temps, pelez l'oignon et émincez-le : déshabillez l'ail, que vous débarrasserez du germe central, et pressez-le. Quand les aubergines sont cuites, ouvrez-les en deux dans le sens de la longueur, prélevez la chair avec une cuillère et réduisez-la en purée au moulin à légumes ou au mixer.
- Versez cette purée dans un saladier, ajoutez l'ail et l'oignon, le jus de citron, le poivre et l'hydrolat aromatique de thym. Mélangez le tout au fouet en ajoutant peu à peu l'huile d'olive.
- Servez très frais, avec des bâtonnets ou des dés de légumes crus, ou dans des tomates crues évidées, ou sur du pain sans sel légèrement rôti et frotté d'ail, ou...

Salade céleri-anchois aux épices

Pour 4 personnes

200 g de filets d'anchois • 1 jus de citron • 1 pied de céleri • 1/2 cuillère à café de poudre de paprika doux • 1/4 de cuillère à café de gingembre en poudre • 1 pointe de piment de Cayenne en poudre • 1 cuillère à soupe de vinaigre balsamique vieux • 4 cuillères à soupe d'huile d'olive • 2 cuillères à soupe d'hydrolat aromatique de marjolaine à coquilles • Poivre

- Déposez les filets d'anchois dans une assiette, poivrez-les et arrosez-les avec le jus de citron. Laissez reposer au moins 1 heure.
- Nettoyez le pied de céleri : enlevez les grosses branches extérieures pour ne conserver que les branches intérieures, pâles et tendres. Rincez-les sous l'eau courante, puis branche par branche, enlevez éventuellement les fils qui parcourent les côtes, et découpez les tiges en tronçons très fins, les plus jeunes feuilles en lanières. Déposez les céleris ainsi découpés dans un saladier. Réservez.
- Préparez la sauce, en mettant dans un bol les épices, le poivre, l'hydrolat aromatique de marjolaine, puis le vinaigre ; remuez bien jusqu'à ce que le mélange soit homogène, puis ajoutez l'huile en filet mince, sans cesser de remuer.

- Ajoutez la sauce aux céleris, remuez, goûtez et rectifiez l'assaisonnement si nécessaire.
- Laissez reposer au frais au moins 15 minutes pour que la sauce imprègne bien les légumes.
- Au moment de servir, déposez les filets d'anchois en étoile sur le dessus du saladier.

Rougail de tomates de Madagascar

Pour 2 personnes

250 g de petites tomates (idéalement, des « pommes d'amour » de l'île Maurice) • 1 botte de coriandre fraîche • 1 échalote • 1 gousse d'ail frais • 1 cuillère à soupe de vinaigre • 1 cuillère à soupe d'huile (généralement d'arachide) • 2 cuillères à soupe d'hydrolat aromatique de mélisse • Poivre

- Découpez les tomates en dés. Hachez la botte de coriandre. Ciselez l'échalote. Écrasez la gousse d'ail à la main.
- Mélangez ces quatre ingrédients avec le vinaigre, l'huile, l'hydrolat aromatique de mélisse et le poivre selon votre goût.
- Laissez mariner au moins 30 minutes avant de consommer.

Pour servir

On peut retirer les morceaux d'ail écrasé à la main qui ont déjà bien parfumé le rougail. Sur le même principe, on peut remplacer la tomate par du concombre, de la mangue verte, de la papaye verte… tous râpés. On peut également remplacer ou compléter la coriandre par de l'oignon vert.

Ce rougail de tomates, très parfumé, accompagne très bien un romazava[1] ou un ravitoto[2] avec le riz. Il doit être préparé au moins une heure avant de passer à table, pour garder toute la texture ferme des dés de tomates et la fraîcheur de la coriandre hachée. Et si vous ne savez pas cuisiner ces plats malgaches, un riz blanc fera très bien l'affaire !

Le coulis de fruits rouges coquinou

Pour 2 personnes

200 g de fraises • 200 g de framboises • 5 cl d'eau pure • 50 g de sucre de xylitol • 2 cuillères à soupe d'eau florale d'ylang-ylang

- Lavez les fruits, équeutez les fraises. Versez les fruits dans une casserole. Ajoutez l'eau et le sucre. Faites chauffer à feu tout doux 15 minutes.
- Passez le tout au mixer, filtrez, puis laisser refroidir l'ensemble.
- Incorporez l'hydrolat aromatique d'ylang-ylang et remuez.
- Servez à température ambiante en accompagnement d'un fromage blanc ou en nappage sur des fruits frais…

1. Plat traditionnel malgache, sorte de pot-au-feu dont les légumes sont uniquement des brèdes (feuilles comestibles de diverses plantes). Il existe différentes manières de préparer ce plat, qui varie du nord au sud de Madagascar.
2. Recette traditionnelle malgache : des feuilles de manioc doux, pilées avec un mortier ou un hachoir à viande. On le cuit avec des oignons et de la viande de porc.

La spicy compote des parents pas sages

Pour 2 personnes

500 g de pommes (galas et goldens à parts égales) • 3 cuillères à soupe de sucre xylitol • 1/2 cuillère à café de beurre • 1 pincée de poudre de vanille • 2 cuillères à soupe d'hydrolat aromatique de cannelle

- Pelez, épépinez et coupez les pommes en morceaux.
- Déposez le tout dans une casserole et mettez à cuire à feu doux pendant 25 minutes.
- Retirez la casserole du feu. Incorporez le sucre et le beurre, puis mélangez.
- Laissez tiédir quelques minutes, puis ajoutez l'hydrolat aromatique de cannelle et la vanille.
- Remuez et mélangez bien le tout. Versez dans des ramequins. Mettez au réfrigérateur et dégustez bien frais.

Spécial bébé

Il est enfin révolu le temps où le nouveau-né était considéré comme un simple tube digestif. Et pour que s'impose définitivement cette évidence, qu'il en aura fallu des études scientifiques, alors qu'il suffisait de demander aux mamans qui, elles, savent dans leur cœur et depuis toute éternité que le bébé est une personne... née pour manger ! Faites-lui confiance : il est venu au monde équipé de tous les instincts et réflexes nécessaires pour se nourrir et apprécier, d'abord votre lait ou son bibi, puis tout ce que vous lui proposerez lors de sa croissance. Bien évidemment, il aura ses goûts et ses couleurs... Les quelques suggestions qui suivent ne sauraient remplacer votre propre talent et ne sont là qu'à titre d'exemples. À vous seule de proposer et d'imaginer ; à vous deux de partager et d'aimer.

Dès 4 mois

Quatrième ou cinquième mois depuis que bébé est arrivé, c'est le début de la diversification. Parlez-en à votre pédiatre et, sous son contrôle, commencez à proposer à votre enfant quelques cuillerées de purée en plus du biberon du midi. On connaît des *p'tits gloutons* qui, très vite, cessent de se contenter de quelques cuillerées et en veulent bien plus : c'est trop bon quand ça vient de maman et que ce sont de nouveaux goûts.

Vous pouvez commencer par la carotte, puis la pomme de terre pour ensuite aller vers les légumes verts et d'autres légumes sucrés : courge butternut, potiron, patate douce... Puis, vous aborderez les mélanges ; car franchement, la courgette seule, c'est un peu de l'eau !

Quelques exemples de purées : courgette, carotte, haricots ou épinards... et pomme de terre (1/3 de pomme de terre pour 2/3 de légumes. Pelez et lavez la pomme de terre, coupez-la en dés et mélangez avec le légume de votre choix. Cuisez 15 min. Mixez.

Le tout progressivement aromatisé d'hydrolats... et encore et toujours avec des légumes issus de la production de l'agriculture bio !

Purée de pommes de terre et épinards

Pour 5 pots de 130 g

400 g de pommes de terre • 600 g d'épinards frais • Eau • 1/2 cuillère à moka d'hydrolat aromatique de basilic grand vert

- Rincez les pommes de terre sous l'eau, pelez-les et coupez-les en cubes.
- Nettoyez les épinards dans plusieurs eaux pour qu'ils soient très propres. Enlevez le bout des tiges pour ne garder que les feuilles plus tendres.
- Déposez les pommes de terre dans le panier vapeur, les épinards dessus, et laissez cuire à la vapeur pendant 25 minutes.

- Quand les dés de pommes de terre sont moelleux, mixez-les avec les épinards, incorporez l'hydrolat aromatique de basilic et un peu de jus de cuisson jusqu'à obtenir une purée totalement lisse et assez liquide.

Velours de courgette

Pour 1 portion

1 pomme de terre (environ 80 g) • 1/2 courgette (environ 100 g) • 15 gouttes d'hydrolat aromatique de menthe verte

- Pelez, lavez et coupez la pomme de terre en dés. Lavez et coupez la courgette en rondelles.
- Dans une casserole d'eau bouillante, faites cuire la pomme de terre et la courgette 20 minutes environ. Égouttez-les.
- Mixez finement la courgette et la pomme de terre, en incluant peu à peu l'hydrolat aromatique de menthe verte. Servez tiède.

Purée betteraves-carottes

Pour 2 portions

80 g de carottes • 50 g de betteraves • 3 g d'huile de colza (1 cuillère à café contient 5 g d'huile) • 2 g d'huile de tournesol • 1 cuillère à café de crème fraîche • 15 gouttes d'eau florale de rose de Damas

- Épluchez et lavez les légumes, puis découpez-les en morceaux. Faites-les cuire à la vapeur 30 minutes environ, pour qu'ils soient bien tendres.
- Mixez le tout et ajoutez un filet d'huile de colza et de tournesol ainsi qu'1 cuillère à café de crème fraîche et l'eau florale de rose de Damas.

Proportions et équivalences

Je propose par sagesse les proportions et équivalences suivantes: 15 gouttes, soit 0,5 ml, dès trois mois. Puis à partir de six mois: 1/2 cuillère à moka, soit 1 ml.

Et pour rappel:

1 ml = 25 gouttes
1 cuillère à moka = 2 ml
1 cuillère à café = 5 ml
1 cuillère à soupe = 10 ml

Suggestion: ajoutez 1 bouquet garni lors de la cuisson des légumes pour apporter plus de goût au plat.

Lait et poire williams

Pour 1 portion

1 poire williams fraîche ou en petit pot (130 g) • 3 mesurettes du lait infantile habituel de votre bébé • 90 ml d'eau minérale ou de source convenant aux nourrissons • 15 gouttes d'eau de fleur d'oranger

- Pelez la poire et faites-la cuire à feu très doux, jusqu'à ce que vous puissiez l'écraser et la réduire en purée; ou servez-vous du petit pot.
- Mélangez avec le lait infantile reconstitué et tiédi, et l'eau de fleur d'oranger. Servez sans attendre.

Compote pêche-banane

Dans un premier temps, servez la compote mixée, puis en fonction de l'âge de bébé, écrasez les fruits cuits à la fourchette pour lui faire découvrir une nouvelle texture.

Pour 2 ou 3 portions

50 g de pêche • 120 g de banane • 15 gouttes d'eau de fleur d'oranger

- Lavez, épluchez, dénoyautez et coupez la pêche en morceaux. Pelez et coupez la banane.
- Faites cuire le tout 10 minutes environ à la vapeur.
- Mixez en ajoutant peu à peu l'eau de fleur d'oranger.
- Dressez dans la coupelle de bébé. Servez tiède ou froid.

Dès 6 mois

Pomme de terre et anisade de fenouil

Pour 1 portion

1 grosse pomme de terre • 1/4 de fenouil • Un peu du lait infantile habituel de votre bébé • 1/2 cuillère à moka d'hydrolat aromatique de menthe poivrée • 1 pincée de sel

- Nettoyez, pelez et faites cuire à la vapeur 30 minutes environ la pomme de terre et le fenouil : tous deux tranchés fin.
- Mixez le tout avec un peu de lait et l'hydrolat aromatique de menthe poivrée, jusqu'à obtention d'une purée bien crémeuse. Servez tiède ou chaud. Succès garanti auprès des bébés, qui apprécient le goût anisé du fenouil.

Purée de la mer

Pour environ 3 petits pots

2 grosses pommes de terre • 4 carottes • 1 poignée de haricots verts • 1 échalote • 3 filets de poisson blanc (20 à 30 g chacun) • 20 g de beurre • 1 pincée de noix de muscade râpée • 1 cuillère à moka d'hydrolat aromatique d'aneth

- Nettoyez les légumes, pelez-les, équeutez les haricots verts, épluchez l'échalote.
- Découpez les légumes en morceaux et l'échalote en deux.
- Faites cuire durant 20 minutes (7 minutes si vous avez une Cocotte-Minute) tous ces légumes à la vapeur, avec les filets de poisson (préparés par le poissonnier) déposés sur les légumes.
- Mixez légumes et poisson, en incluant le beurre, la noix de muscade, l'hydrolat aromatique d'aneth et un peu de jus de cuisson. Remplissez vos 3 pots.

Sugestion: selon l'âge et les goûts de bébé, vous pouvez aussi écraser le poisson à la fourchette et à part des légumes, ou le mixer avant de l'ajouter sur la purée ; cette option de ne pas mélanger le poisson aux légumes permet de lui laisser découvrir les textures et les goûts différents.

Douceur de légumes

Pour 1 portion

1/2 tomate • 1 aubergine • 1 petit morceau de patate douce • 1/2 petit oignon frais • 1 cuillère à café de crème d'avoine cuisine • 1/2 cuillère à moka d'hydrolat aromatique de thym à linalol

- Épluchez et épépinez tomate et aubergine, épluchez la patate douce.
- Découpez en petits morceaux les légumes et faites cuire 20 minutes environ à la vapeur.
- Mixez en mouillant avec l'hydrolat aromatique de thym et un peu d'eau de cuisson.
- Ajoutez la crème d'avoine. Servez avec un peu de viande de votre choix.

Purée de patate douce au jambon

Pour 1 portion

1 patate douce • 1 noisette de crème fraîche épaisse • 2 cuillères à café de jambon émietté • 1/2 cuillère à moka d'hydrolat aromatique de cannelle

- Lavez et épluchez la patate douce. Découpez-la en petits dés et faites-les cuire à la vapeur (10 minutes environ).
- Mixez la patate douce en rajoutant l'hydrolat aromatique de cannelle, un peu d'eau de cuisson, la crème et enfin les miettes de jambon.

Petite crème de riz au miel et à la poire

Pour 2 ramequins

100 ml de lait infantile habituel de votre bébé • 2 cuillères à soupe rases (soit environ 20 g) de crème de riz • 1 cuillère à café de miel d'acacia liquide • 150 g de compote de poires • 1/2 cuillère à moka d'hydrolat aromatique de cassis

- Faites chauffer le lait dans une petite casserole; dès les premiers frémissements, jetez en pluie la crème de riz.
- Baissez le feu et laissez cuire pendant environ 5 minutes en remuant constamment.
- Ôtez du feu et ajoutez le miel, puis mélangez.
- Mixez cette crème pour obtenir un velouté parfaitement lisse et éliminer les éventuels grumeaux.
- Remplissez à moitié les petits ramequins et laissez refroidir.
- Mélangez l'hydrolat aromatique de cassis à la compote de poires.
- Avant de servir, surmontez la crème de riz de compote de poire aromatisée. À taaable, bébé!

Compote de fruits à la semoule

Pour 2 ou 3 portions

2 pommes • 1 banane • 1 pincée de cannelle • 1 cuillère à café de semoule de blé dur fin • 8 cuillères à soupe d'eau • 1 cuillère à soupe de crème fraîche liquide • 1/2 cuillère à moka d'eau de fleur d'oranger

- Épluchez les pommes et coupez-les en huit. Épluchez la banane et coupez-la en rondelles.
- Déposez les fruits dans une casserole avec la cannelle et l'eau. Laissez cuire 10 minutes à feu doux en remuant de temps en temps.
- Versez la semoule en pluie sur les fruits. Ajoutez éventuellement un peu d'eau. Poursuivez la cuisson 10 minutes. Ajoutez la crème fraîche 5 minutes avant la fin de la cuisson.
- Retirez du feu et laissez tiédir, puis ajoutez l'eau de fleur d'oranger.

Compote buiscuitée pomme-poire

Pour 2 portions

1 pomme • 1 poire • 130 ml d'eau • 1 boudoir • 1/2 cuillère à moka d'eau florale de rose de Damas

- Pelez et épépinez les fruits. Découpez-les en petits morceaux et déposez-les dans une casserole avec 130 ml d'eau.
- Faites chauffer à feu doux pendant 15 minutes environ.
- Après 10 minutes de cuisson, ajoutez le biscuit (spécial bébé) grossièrement écrasé.
- Laissez un peu refroidir et mixez le tout, en ajoutant peu à peu l'eau florale de rose de Damas et la moitié du jus de cuisson. Servez tiède ou froid.

Dès 12 mois

Bébé continue de progresser et apprécie de plus en plus les nouvelles textures : il passe d'une nourriture mixée ou moulinée à de vrais morceaux. Les fruits, initialement proposés cuits et écrasés peuvent maintenant lui être présentés crus, râpés ou en fines lamelles. Il maîtrise de mieux en mieux la cuillère, mais il s'amuse toujours autant à manger de temps en temps avec les doigts.

C'est le bel âge de la pastouille pendant que maman ou papa donne à manger : une période un peu crispante pour les parents, mais tellement amusante pour bébé, qui découvre, teste, évalue, jauge, expérimente, mesure... et en met partout !

Premier muesli maison

Pour 3 ou 4 portions

100 g de fruits secs • 2 cuillères à soupe de flocons d'avoine • 3 cuillères à soupe de lait (de vache, ou boisson végétale : amande, noisette, avoine...) • 3 cuillères à soupe d'eau • 1 cuillère à soupe de yaourt • 1 petite poire • 1 cuillère à moka d'hydrolat aromatique de cannelle

- Mixez les fruits secs très finement. Mélangez tous les ingrédients sauf la poire. Couvrez et laissez au réfrigérateur toute la nuit.
- Avant de servir, râpez la poire (comme on râpe une carotte) et incorporez-la à la préparation.
- Servez froid en été et réchauffez un peu pour un petit déjeuner d'hiver.

Potage petits pois et menthe

Pour 4 portions

450 g de petits pois frais • Quelques petites feuilles de laitue (le cœur de préférence) • 1 petit oignon frais • 1 litre de bouillon de volaille • 1 ou 2 feuilles de menthe fraîche • 30 g de beurre • 30 g de farine • 150 ml de crème fraîche liquide • 1 cuillère à moka d'hydrolat aromatique de menthe verte • Sel

- Nettoyez la laitue, épluchez et découpez grossièrement l'oignon, écossez les petits pois.
- Dans une grande casserole remplie du bouillon de volaille, déposez ces légumes et les feuilles de menthe, et portez à ébullition. Puis réduisez le feu et laissez frémir pendant 25 minutes.
- Une fois ce délai écoulé, réduisez tous les légumes en purée à l'aide d'un

mixer (en y ajoutant un peu de bouillon).

- Dans une seconde casserole, faites fondre à feu doux le beurre puis incorporez-y la farine. Remuez bien (cela ne doit pas brunir !).
- Hors du feu, versez la purée semi-liquide par-dessus et mélangez à nouveau.
- Replacez ensuite le tout sur feu moyen, en remuant sans cesse, et portez à ébullition quelques secondes.
- Éteignez le feu et laissez refroidir 3 à 5 minutes.
- Ajoutez alors l'hydrolat aromatique de menthe verte, la crème fraîche, un peu de sel et servez.

Nuage de riz blanc

Pour 1 portion

30 g de riz blanc • 1 cuillère à soupe de crème fraîche • 1 noisette de beurre • 1 cuillère à moka d'hydrolat de marjolaine à coquilles

- Faites cuire le riz dans une casserole d'eau bouillante salée pendant 20 minutes.
- Égouttez-le et réduisez-le en purée en y incorporant la crème fraîche.
- Ajoutez ensuite 1 noisette de beurre et mélangez bien le tout.
- Incorporez l'hydrolat de marjolaine et mélangez juste avant de servir tiède.

Crème à la fleur d'oranger

Pour 6 portions

1 litre de lait demi-écrémé bio • 1 œuf • 2 cuillères à soupe de farine • 25 g de sucre brun rapadura • 1/2 cuillère à soupe d'eau de fleur d'oranger

- Déposez tous les ingrédients dans une casserole.
- Faites chauffer à feu doux sans cesser de remuer. La préparation s'épaissit, laissez chauffer environ 10 minutes jusqu'à ce que la crème devienne lisse et consistante.
- En fin de cuisson, laissez tiédir 3 à 5 minutes, puis ajoutez l'eau de fleur d'oranger, remuez.
- Disposez dans des ramequins ou des verrines. Laissez reposer au minimum 2 heures au frais.

Compote de mangue

Pour 1 portion

1 mangue mûre • 1 sachet de sucre vanillé ou une gousse de vanille grattée (si bébé aime la vanille). • 1 cuillère à moka d'eau florale de rose de Damas

- Ôtez la peau de la mangue. Coupez le fruit en deux et retirez le gros noyau central. Détaillez la chair en morceaux.
- Déposez ces morceaux dans une casserole, ajoutez 2 cuillères à soupe d'eau, éventuellement la gousse de vanille grattée ou le sachet de sucre vanillé.
- Faites cuire à couvert à feu doux pendant 10 minutes environ. Mixez (si besoin) en ajoutant l'eau florale de rose de Damas.
- Servez la compote tiède ou à température ambiante, par exemple sur 1 yaourt dans un verre et recouverte de miettes de spéculos.

Smoothie au yaourt

Pour 6 portions

25 cl de yaourt (nature, à la vanille ou aromatisé) • 1 pêche • 250 ml de lait demi-écrémé bio • 1 cuillère à moka d'hydrolat aromatique de verveine

- Déposez tous les ingrédients dans un bol et mixez-les.
- Servez frais l'été et à température ambiante l'hiver.

Dès 18 mois

L'alimentation de bébé évolue encore, avec l'introduction de nouveaux aliments, goûts et textures. Grâce à vos petits plats, aux arômes que vous connaissez bien maintenant et à la belle ambiance festive des repas, bébé découvre depuis quelques mois que manger est vraiment un plaisir sans nom ! Et comme il affirme ses goûts, il devient aussi plus exigeant.

Bébé peut désormais consommer des légumes secs, riches en fibres et en protéines d'origine végétale. Attention toutefois à les introduire de manière progressive pour vous assurer qu'il les digère bien. Pensez alors aux hydrolats aromatiques aux vertus digestives. Proposez-lui aussi des crudités en entrée, assaisonnées avec des huiles végétales variées : colza, noix, noisette, olive... Et pour les petits difficiles, pensez à les installer avec vous pendant les repas, même s'ils ne mangent pas encore comme vous. Bébé est intégré au rituel du repas familial, ce qui est important pour son développement. Vous pouvez également le faire participer à la préparation des plats pour l'intéresser à ce qu'il mange. Bon, ce sera encore une certaine forme de pastouille, mais tellement intéressante, car bébé aide maman et papa, et là... c'est que du bonheur !

Houmous petits pois et haricots

Pour 5-6 portions en accompagnement

300 g de petits pois frais • 300 g de haricots verts • 1/2 gousse d'ail frais épluchée • 4 cuillères à soupe d'huile d'olive • Le jus de 1 citron • Le zeste de 2 citrons • 1/2 cuillère à café d'hydrolat aromatique de basilic grand vert

- Écossez les petits pois, équeutez les haricots verts, et rincez-les.
- Déposez petits pois et haricots dans une grande casserole d'eau bouillante et laissez cuire 3 minutes, puis égouttez, passez sous l'eau et laissez tiédir dans un saladier.
- Faites revenir l'ail à feu doux dans un fond d'huile d'olive pendant 3 minutes, puis ajoutez aux petits pois et aux haricots.
- Mixez minutieusement en ajoutant progressivement le jus et zestes de citron, et l'hydrolat aromatique de basilic. Servez encore tiède ou frais, avec des crudités par exemple.

Purée de pois cassés

Pour 1 ou 2 portions

180 g de pois cassés • 1 petite carotte • 1 petit oignon frais • 1 cuillère à café d'huile de noix • 1 pincée de muscade • 1/2 cuillère à café d'hydrolat aromatique de thym à linalol

- Lavez à l'eau froide les pois cassés et faites-les tremper 1 heure dans de l'eau froide.

- Rincez à nouveau et versez dans une casserole ; couvrez d'eau à hauteur. Laissez cuire 30 minutes.

- Pelez carotte et oignon. Détaillez-les en petits cubes et faites cuire à la vapeur environ 20 minutes.

- Quand tout est cuit, mixez en incorporant l'hydrolat aromatique de thym, l'huile de noix, la muscade et un peu de jus de cuisson pour obtenir un mélange homogène.

- Servez en accompagnement, par exemple avec du jambon émietté, un filet de poisson blanc...

Poulet au poivron rouge

Pour 1 portion

1 poivron rouge foncé et bien mûr • 20 g de blanc de poulet • 1/2 yaourt nature • 3 cuillères à soupe de jus d'orange • 1/2 cuillère à café d'hydrolat aromatique d'origan

- Lavez le poivron et enlevez les graines ainsi que le cœur. Découpez-le en lanières et mettez-le à cuire à la vapeur.

- Après 10 minutes de cuisson, ajoutez le poulet au poivron et laissez cuire encore 10 minutes.

- Une fois que le poivron est cuit, pensez à bien enlever la peau, qui n'est pas très digeste pour bébé.

- Dans le bol du mixer, versez le yaourt, le jus d'orange et l'hydrolat aromatique d'origan. Ajoutez les morceaux de poivron et le poulet. Mixez. Servez chaud ou tiède.

Baby couscous

Pour 2 portions

60 g de graine de couscous fin • Environ 10 cl d'eau • 50 à 60 g de poivron rouge • 20 ou 30 g de pois chiches • 1 courgette • 1 tomate • 2 cuillères à café d'huile d'olive • Quelques brins de persil • 1/2 cuillère à café d'hydrolat aromatique de menthe verte

- Dans un saladier, faites gonfler les grains de couscous en les recouvrant d'eau bouillante (juste de manière à les couvrir).
- Recouvrez d'un linge ou d'un couvercle et laissez reposer 10 minutes puis, avec une fourchette ou à la main, égrainez le couscous. Placez-le ensuite dans le panier vapeur pour 10 minutes de cuisson.
- Dans le même temps, placez les légumes avec leur peau dans le panier du dessous et faites cuire la tomate et la courgette 10 minutes, le poivron et les pois chiches 15 minutes.
- Une fois les légumes cuits et refroidis, ôtez la peau de la tomate et du poivron, et coupez tous les légumes en petits morceaux. Mélangez-les à la semoule.
- Mélangez l'huile d'olive, l'hydrolat aromatique de menthe verte et le persil et humectez le couscous de ce mélange. Servez chaud.

Brandade de cabillaud

Pour 2 portions

130 g de pommes de terre • 30 g de filet de cabillaud • 8 cl de lait demi-écrémé bio • 1 cuillère à café de jus de citron • 1/2 cuillère à café d'huile de colza ou de tournesol • 1/2 cuillère à café d'hydrolat aromatique d'aneth • Sel

- Nettoyez et pelez les pommes de terre. Coupez-les en petits dés et faites-les cuire 30 minutes à la vapeur.
- En fin de cuisson des pommes de terre, ajoutez le poisson et prolongez la cuisson 3 à 5 minutes, jusqu'à ce qu'il soit cuit. Pendant ce temps, faites chauffer le lait.
- Réservez quelques morceaux de poisson. Mixez les pommes de terre, le reste de poisson, le lait chaud, le jus de citron, l'huile et l'hydrolat aromatique d'aneth.
- Rectifiez l'assaisonnement. Servez tiède avec les morceaux de poisson réservés.

Glace à l'eau de cassis

Pour 10 glaces à l'eau

150 g de cassis (fruits) • 75 g de sucre semoule • Le zeste et le jus de 1 citron jaune • 300 ml d'eau • 1/2 cuillère à café d'hydrolat aromatique de cassis

- Déposez les fruits, le sucre, le jus et le zeste de citron dans une casserole avec 50 ml d'eau et mélangez jusqu'à dissolution du sucre.
- Portez à ébullition et laissez mijoter doucement 5 minutes.
- Laissez tiédir, puis versez la préparation dans un bol à mixer, ajoutez l'hydrolat aromatique de cassis, et réduisez en purée pour obtenir une texture onctueuse. Versez le reste d'eau durant le mixage.
- Versez le tout dans une carafe et remplissez des moules pour glaces à l'eau de 50 ml. Congelez (3 heures environ).

Gâteaux à la fraise

Pour 30 petits gâteaux

100 g d'amandes effilées • 100 g de beurre • 2 œufs • 1 cuillère à café de levure • 150 g de farine blanche • 130 g de sucre semoule • 200 g de confiture de fraises • 1/2 cuillère à café d'eau florale de rose de Damas

- Faites préchauffer le four à 150 °C (thermostat 5). Émiettez les amandes.
- Préparez une pâte avec le beurre, les œufs, la farine, la levure et le sucre semoule.
- Laissez reposer la pâte dans un endroit frais pendant 2 heures, puis étalez-la sur une surface farinée jusqu'à ce qu'elle fasse 3 cm d'épaisseur.
- Avec un couteau à roulette, coupez-la en petits gâteaux que vous disposez sur une plaque de cuisson beurrée.
- Mettez à cuire à 150 °C pendant 15 minutes, puis retirez du four et laissez refroidir sur une grille.
- Mélangez l'eau florale de rose de Damas à la confiture de fraise. Déposez 1 cuillère à café de ce mélange au centre de chaque gâteau, puis placez un autre gâteau au-dessus. Saupoudrez de sucre semoule et servez.

Cookies

Pour 2 ou 3 cookies

125 g de beurre • 100 g de sucre brun rapadura • 1 œuf • 180 g de farine • 150 g de chocolat blanc ou noir coupé en petits dés • 1/2 cuillère à café de sel • 60 g de noix hachées grossièrement • 1/2 cuillère à café d'hydrolat aromatique de cannelle

- Faites préchauffer le four à 180 °C (thermostat 6).

- Fouettez le beurre (ramolli) et le sucre brun en mousse. Ajoutez l'œuf battu. Incorporez la farine petit à petit avec le sel et l'hydrolat aromatique de cannelle. Ajoutez enfin les noix et les pépites de chocolat.
- Sur une plaque allant au four, disposez des petits tas de cette pâte de 3 cm de diamètre environ (espacés d'environ 2 cm). Cuisez vos cookies durant 10 à 12 minutes. Laissez refroidir sur une surface plane.

Pain perdu de framboises

Pour 2 portions

1/4 de litre de lait demi-écrémé bio • 25 g de sucre en poudre • 1 œuf • 1 cuillère à café d'eau de fleur d'oranger • 2 tranches épaisses de pain ou de brioche • 1 noix de beurre • Sucre glace • 10 framboises

- Battez le lait avec le sucre, l'œuf et l'eau de fleur d'oranger.
- Trempez le pain ou la brioche dans ce mélange et faites-les dorer à la poêle avec le beurre 2 minutes de chaque côté.
- Servez tiède avec les framboises et un saupoudrage de sucre glace.

Crème brûlée

Pour 2 ramequins

20 cl de crème fleurette • 1 gousse de vanille • 2 jaunes d'œufs • 50 g de sucre en poudre • 1/2 cuillère à café d'eau florale d'ylang-ylang • 2 ou 3 cuillères à café de cassonade

- Faites préchauffer le four à 120 °C (thermostat 4).
- Faites bouillir la crème avec la gousse de vanille fendue.
- Dans un saladier, battez les jaunes d'œufs et le sucre jusqu'à ce que le mélange blanchisse.
- Versez-y la crème en battant au fouet. Ajoutez l'eau florale d'ylang-ylang. Répartissez dans deux ramequins et enfournez 1 heure à 120 °C.
- Réservez au frais quelques heures. Au moment de servir, saupoudrez de cassonade et faites caraméliser sous le gril.

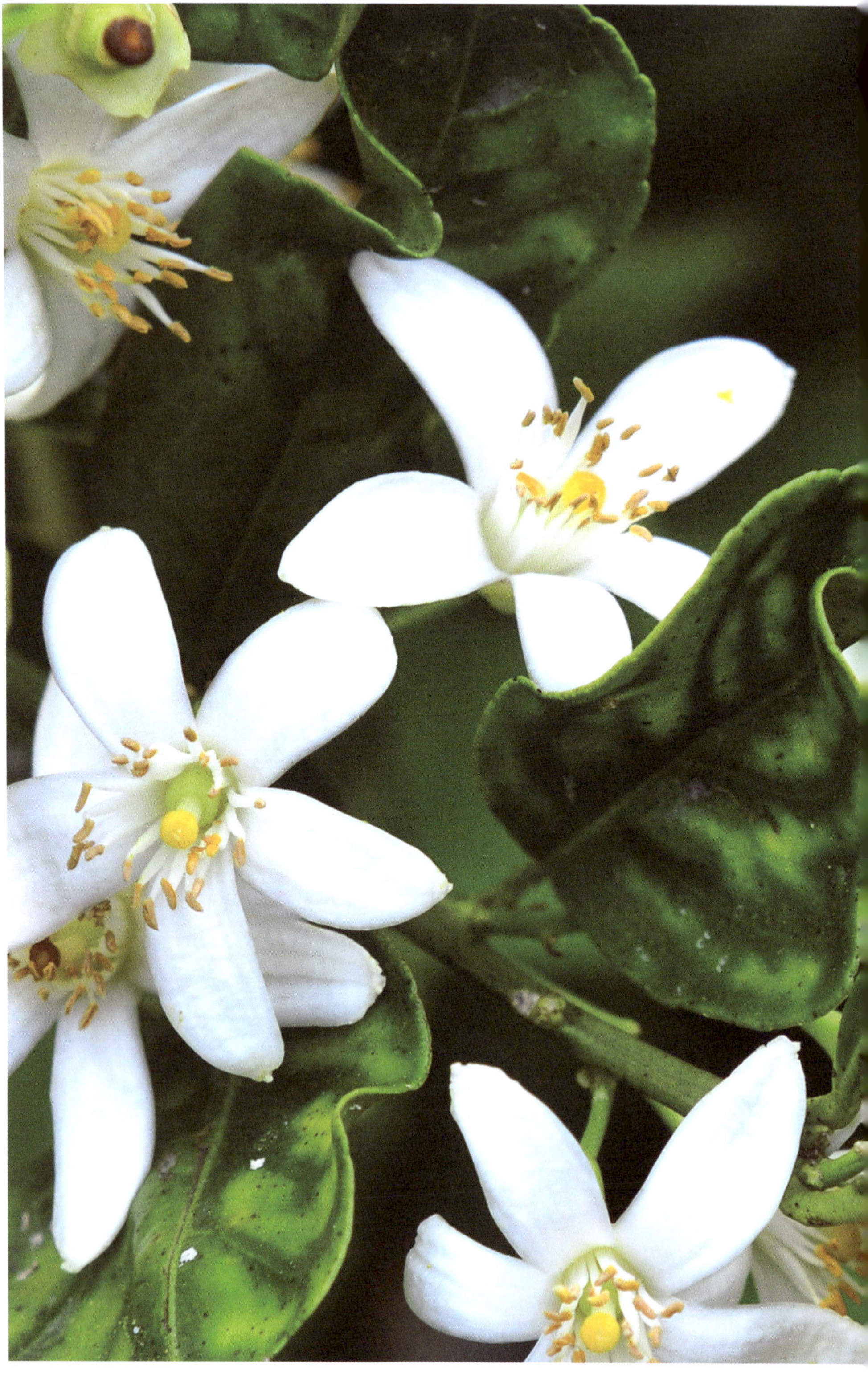

En prévention, en cas de troubles...

Fleurs, feuilles et rameaux en bouteille, voilà une eau qui nous veut du bien. En prévention, elle est précieuse pour aseptiser et désinfecter en douceur, pour parfumer et soigner la peau (même, et surtout, les plus fragiles), pour apaiser et tranquilliser les humeurs chagrines lors de troubles psycho-émotionnels ou les états psychologiques perturbés, à tous les âges de la vie. On aura compris qu'eaux florales et hydrolats aromatiques aident à mieux vivre, à chouchouter et apaiser, à prendre soin du corps de maman et de bébé (et même de papa !). Ce qui correspond exactement à l'aride définition du mot *prévention* (« ensemble des mesures prises pour préserver une situation donnée d'une dégradation ») et du mot *protection* (« limiter les effets négatifs des perturbations lorsqu'elles se produisent ») Et cela avec des produits très simples d'utilisation, vivants et d'une vraie richesse naturelle, simple et évidente.

Durant la grossesse

La grossesse est une période rare et à part, avec ses joies, ses bonheurs et ses petits maux. À chaque femme enceinte ses ennuis et désagréments plus ou moins pénibles. Votre état précieux demande alors une réelle attention, notamment dans le choix de vos produits de toilette et de bien-être. Les hydrolats aromatiques et eaux florales sont tout indiqués, à la fois en préventif et en curatif : sans contre-indication pour cette période à nulle autre pareille, ils offrent des molécules incontestablement actives, en trop faible quantité pour se révéler toxiques. Thérapie naturelle particulièrement douce, elle ne présente aucun risque d'accoutumance ni d'interaction médicamenteuse. Laissez-vous accompagner par l'hydrolathérapie comme par une amie qui vous soutiendra tout au long de cette période tellement singulière de la vie d'une femme...

Acné

Réguler la sécrétion de sébum, purifier et éclaircir le teint est à la portée de (presque) tous les hydrolats aromatiques et eaux florales. Les chamboulements hormonaux de la grossesse soumettent la peau parfois à des inconforts disgracieux. Tournez-vous alors vers la lavande fine *Lavandula angustifolia,* le laurier noble *Laurus nobilis,* le thym à linalol *Thymus vulgaris linalol,* qui sont purifiants et curatifs sur les boutons infectés ; la sauge sclarée *Salvia sclarea* est nettoyante et exfoliante (on peut préférer la sauge officinale *Salvia officinalis,* plus riche en *cétone* et donc plus exfoliante) ; la lavande fine ou la camomille noble *Chamaemelum nobile* apaisent l'inflammation et calment les rougeurs ; le géranium rosat CV Bourbon *Pelargonium asperum* resserre les pores et cicatrise ; et l'ylang-ylang *Cananga odorata* régule les sécrétions sébacées. Mélangez-en trois au choix et à parts égales dans un flacon vide, puis utilisez cette synergie en tonique traitant (en pulvérisation directement sur le visage) ou comme eau de dilution pour un masque à l'argile blanche ou au miel bio local que vous trouverez au marché, ou au miel de manuka[1] (antiseptique), ou encore en sauna facial pour purifier en profondeur.

➘ Voir aussi *Peau*.

Angoisse

La gestion des peurs et des angoisses pendant la grossesse est primordiale pour maintenir l'équilibre global de tous les systèmes (et notamment le système cardio-vasculaire en évitant l'hypertension) ainsi que pour préserver l'équilibre émotionnel du bébé en relation étroite avec celui de la maman. Plongez-vous dans des atmosphères

1. Les propriétés du miel de manuka interpellent les scientifiques qui verraient en lui une solution naturelle pour lutter contre les bactéries de plus en plus résistantes aux antibiotiques. Recherches en cours...

aromatiques rassurantes et calmantes du système nerveux : un geste simple et d'une efficacité surprenante.

Dès les premiers jours, pour accueillir *la nouvelle*, optez pour les eaux florales de fleur d'oranger *Citrus aurantium bigaradia* et d'ylang-ylang *Cananga odorata* ; celle de camomille noble *Chamaemelum nobile* est à privilégier si vous ressentez plus de la crainte que l'angoisse ne refasse surface.

Par la suite, quand l'appréhension du terme se fait sentir, tournez-vous vers les hydrolats aromatiques de laurier noble *Laurus nobilis* et de marjolaine à coquilles *Origanum majorana* : tous les deux neurotoniques et harmonisants qui aident à se (re)mettre en mouvement, en apportant confiance et volonté pour (re)trouver le goût de l'action ; la camomille noble reste d'actualité pour vous libérer des inquiétudes.

Pour chaque période, mélangez ces deux (ou trois) hydrolats à parts égales, et vaporisez le haut du corps en insistant sur le plexus cardiaque ; à répéter plusieurs fois de suite à cinq ou dix minutes d'intervalle pour calmer les états de crise, et revenez-y au moins quatre fois dans la journée pour prévenir ou stabiliser.

On peut en plus penser à l'eau florale de rose de Damas *Rosa damascena*, le catalyseur de tous les autres hydrolats, comme une clef de voûte, tant elle est l'incontournable de tous les problèmes émotionnels de la grossesse, et de la femme en général. L'important est de choisir ceux qui vous sont olfactivement les plus agréables, et de les utiliser souvent dans la journée.

Anxiété

Voir *Angoisse*.

Appétit

Pendant la grossesse, l'appétit est souvent décuplé ; ce qui est parfaitement naturel, puisque votre métabolisme change et travaille pour deux. Gérer vos apports en calories dès le départ est essentiel pour une prise de poids harmonieuse bien répartie sur les neuf mois. Il vous est alors vivement recommandé d'aromatiser vos repas avec les simples du jardin et des épices, sans modération et au quotidien pour soutenir le métabolisme : persil, romarin, estragon, basilic, coriandre, cumin... L'idéal est aussi de ne pas vous laisser tenter par des plaisirs sucrés, et de savoir finir le repas par une tisane aromatique au naturel : dans une tasse d'eau de source tiédie, ajoutez une cuillère à soupe d'hydrolat aromatique de basilic grand vert *Ocimum basilicum* ou de cassis *Ribes nigrum*, ou encore de verveine vraie *Lippia citriodora* (délicatement citronnée, conseillée en cas d'intestin irritable ou de tendance à l'hyperglycémie ou à l'hypothyroïdie). À répéter deux fois par jour. Cette habitude favorise la digestion, harmonise la métabolisation et régule l'appétit.

Ballonnement

Voir *Digestion*.

Boutons

Voir *Peau*.

Chloasma

↘ **Voir *Masque de grossesse*.**

Circulation sanguine

Pour soutenir le terrain circulatoire, différentes approches naturelles sont possibles. Privilégiez une alimentation frugale (et bio!), sans trop de viande, ainsi qu'une activité sportive adaptée à la femme enceinte, comme la marche. Certains hydrolats, sources de molécules intéressantes pour les réseaux circulatoires (veineux, artériels ou lymphatiques), sont particulièrement utiles vers la fin de la grossesse pour leurs propriétés veinotoniques, décongestionnantes vasculaires, anti-inflammatoires de la paroi vasculaire...

Après le troisième mois de grossesse seulement, prenez par voie orale une cuillère à soupe d'hydrolat aromatique de cyprès vert *Cupressus sempervirens,* dans 1 litre d'eau, à boire tout au long de la journée, en cure de quinze jours. Ce geste améliore le retour veineux, prévient le syndrome des jambes lourdes et l'apparition de vaisseaux disgracieux. La vaporisation régulière dans la journée, sur les jambes et les cuisses, de cyprès vert mélangé à la menthe poivrée *Mentha piperita* (trois quarts cyprès, un quart menthe, par exemple 75 ml de cyprès et 25 ml de menthe) entretient l'état des capillaires et dépose un voile fraîcheur salvateur. Vaporisez trois à six fois par jour, sur les pieds et les jambes selon les besoins.

↘ **Voir aussi *Hémorroïdes, Œdèmes*.**

Constipation

↘ **Voir *Digestion*.**

Crampes nocturnes

La crampe est souvent le témoin d'un ralentissement circulatoire. Dormez les jambes surélevées, prenez une douche fraîche au moment du coucher, que votre repas du soir soit sans viande ni sucre rapide... et entourez-vous d'hydrolats aromatiques relaxants musculaires et même antispasmodiques. Je vous suggère le laurier noble *Laurus nobilis,* la camomille noble *Chamaemelum nobile,* ou encore la lavande fine *Lavandula angustifolia.*

En cas de crampes, préparez une compresse imbibée d'un mélange à parts égales de ces hydrolats aromatiques; appliquez directement sur le muscle douloureux et déposez par-dessus une bouillotte chaude. Laissez en place dix minutes si possible. La chaleur crée une vasodilatation instantanée et une détente des fibres musculaires, ce qui privilégie la diffusion des actifs aromatiques.

Délivrance

Pour accueillir votre enfant dans une atmosphère sereine et douce, je vous recommande vivement de diffuser des odeurs aromatiques calmantes et apaisantes dans la salle d'accouchement. Le plus beau cadeau que vous pouvez offrir à bébé, c'est de lui permettre, dès sa première inspiration, de capter les fragrances d'amour inconditionnel de la rose de Damas *Rosa damascena.* C'est la vibration juste et magnifique pour la magie de cet instant de grâce.

Au début du travail et jusqu'à l'arrivée de bébé, vaporisez toutes les cinq minutes de l'eau florale de rose sur la (future et imminente) jeune maman, en insistant sur le visage, le ventre et les cuisses ; puis, vaporisez dans l'air ambiant quand le bébé paraît. Au moment de le prendre dans les bras, lorsqu'il vient se blottir sur sa mère au contact de sa peau et faire connaissance avec son odeur, il est vivement recommandé de l'amener tout près de la poitrine, il sera instinctivement attiré par l'odeur des mamelons, la lactation et le réflexe de succion s'installeront ainsi plus rapidement.

Démangeaisons

Le feu de la peau se calme d'une manière remarquable avec les hydrolats aromatiques et eaux florales. Choisissez ceux qui vous sont le plus agréables : lavande fine *Lavandula angustifolia*, rose de Damas *Rosa damascena*, mélisse *Melissa officinalis*, ou camomille noble *Chamaemelum nobile*, à utiliser en vaporisation pure, directement sur la zone à traiter. Vous pouvez aussi les mélanger à parts égales, à la fois pour créer votre propre parfum et pour profiter d'une synergie qui renforce leur potentiel. Renouvelez la vaporisation toutes les cinq minutes jusqu'à amélioration satisfaisante.

Pour les démangeaisons au niveau de la ceinture abdominale, vaporisez l'ensemble seulement quatre fois par jour au maximum.

Digestion

La période de grossesse (gestation) amène forcément des modifications physiologiques et mécaniques souvent défavorables au confort digestif. Améliorez-le en terminant votre repas par une tisane aromatique. Choisissez d'accommoder une eau tiédie avec une cuillère à soupe d'hydrolat aromatique de basilic grand vert *Ocimum basilicum* (antispasmodique et excellent digestif) ou de cassis *Ribes nigrum* (aux tanins particulièrement digestifs, anti-inflammatoires et diurétiques) ou de menthe verte *Mentha spicata*, qui calme très agréablement les spasmes et les inflammations.

Les troubles digestifs sont aussi (et souvent) en rapport flagrant avec des bouleversements émotionnels. Nous savons aujourd'hui que les intestins sont notre premier cerveau émotionnel[1]. Ils possèdent leur propre système nerveux (le *système mésentérique*) et sont ainsi en rapport direct et instantané avec le stress, les inquiétudes et les contrariétés. Dans ce cas, privilégiez l'hydrolat aromatique de camomille noble *Chamaemelum nobile*, associé à celui de basilic grand vert *Ocimum basilicum*. Boire une cuillère à soupe de ce mélange à parts égales (50/50) dilué dans un verre d'eau, après chaque repas, deux fois par jour, en cure d'une semaine.

➘ **Voir aussi *Nausées, Reflux gastro-œsophagien.***

Dos

Pendant la grossesse, il est important de changer ses habitudes pour soulever des

1. Le système nerveux entérique, ou second cerveau, est riche d'environ 400 à 500 millions (!) de neurones ; environ 100 milliards dans le cerveau. À lire : *The Second Brain*, professeur Michael Gershon, Harper Paperbacks, 1999. Développement de ces recherches en France sur le site Internet de l'unité 913 de l'Inserm (Institut national de la santé et de la recherche médicale) : www.insermu913.fr/index-2.html.

charges ou les déplacer. Des cours de gym prénatale sont utiles pour aiguiller vers les bons réflexes. Et dès le début de grossesse, les hydrolats aromatiques sont à utiliser en compresses tièdes sur le dos. Tournez-vous vers le laurier noble *Laurus nobilis* ou la marjolaine à coquilles *Origanum majorana*. Puis, quand l'arrondi de votre ventre marque la présence manifeste de bébé, immobilisez sur votre dos des compresses imbibées d'hydrolat aromatique sous une bouillotte tiède, et restez calée dans un fauteuil pendant une dizaine de minutes. Pour un soin *continuum*, pensez également à inclure de l'hydrolat aromatique de cassis *Ribes nigrum* dans l'eau de boisson (une à deux cuillères à soupe pour 1 litre d'eau).

Voyez aussi du côté des huiles essentielles en synergie, diluées dans une huile végétale, qui sont particulièrement efficaces en massage des lombaires et utilisables pendant une petite semaine au maximum[1].

Hémorroïdes

Les hémorroïdes sont le résultat direct de problèmes circulatoires et mécaniques. La grossesse est un facteur de risque évident de cette turgescence des veines hémorroïdaires au niveau anal. Pour soulager douleurs et saignements, préparez un mélange à parts égales (par exemple : 60 ml de chaque, dans un flacon de 200 ml) d'hydrolats aromatiques de cyprès vert *Cupressus sempervirens* (veinotonique et décongestionnant veineux) et de camomille noble *Chamaemelum nobile* (anti-inflammatoire vasculaire), auquel vous pouvez adjoindre de l'eau d'hamamélis (décongestionnant et tonique veineux).

Incorporez ensuite 50 ml de ce mélange à 2 l d'eau chaude ; et dans un autre récipient, 50 ml à 2 l d'eau froide. Pratiquez l'art du bain de siège dans l'eau chaude pendant une minute, puis passez trente secondes au bain de siège dans l'eau froide. Alternez durant plusieurs minutes. Répétez tous les jours pendant une petite semaine si besoin.

Voir aussi *Circulation sanguine*.

Humeur

Les changements hormonaux sont toujours en rapport avec des perturbations émotionnelles ; et vous avez certainement remarqué que la période de périnatalité est riche, non pas de *changements*, mais bien de *bouleversements* de votre système hormonal. Rien de grave ; juste une période importante, mais quelque peu troublée : le système chimique de votre organisme est en intime relation avec votre *système électrique*, le système nerveux.

Pour retrouver votre bonne humeur, positiver vos pensées et même améliorer certains troubles de comportement, rien de tel que les fragrances aromatiques. Eau de fleur d'oranger *Citrus aurantium bigaradia* pour stabiliser l'humeur ; ylang-ylang *Cananga odorata* pour maintenir la sensualité et la libido ; camomille noble *Chamaemelum nobile* pour chasser craintes et coup de blues ; mélisse *Melissa officinalis* pour tempérer le feu ; lavande fine *Lavandula angustifolia* pour prendre confiance dans votre (nouveau) rôle de maman ; ou marjolaine à coquilles

1. Un thème développé dans mon livre : *Mon atelier d'aroma, l'aromathérapie créative*, Marabout, 2012.

Origanum majorana pour calmer la tension nerveuse des femmes qui intériorisent. Et nous n'oublierons pas, évidemment, la rose de Damas *Rosa damascena* pour rayonner et se sentir, à la demande : petite fille ou adolescente, belle de jour ou oiseau de nuit, dame de fer ou femme accomplie… en toute sérénité.

La grossesse est un temps où le sens olfactif est beaucoup plus sensible qu'à la normale, je vous suggère donc de vous appuyer sur vos qualités et ressources du moment et d'utiliser les propriétés des hydrolats aromatiques en olfaction pour rééquilibrer l'ensemble du système psychoémotionnel. Parfumez-vous, vaporisez votre visage ou votre poitrine, diffusez les hydrolats aromatiques dans les pièces à vivre… autant de bonnes habitudes pour vous aider à retrouver votre jovialité et mieux vivre vos émotions. La voie olfactive est elle aussi *voie royale* pour accueillir les actifs aromatiques qui aident à mieux gérer le stress et les émotions. Cette olfactothérapie est à expérimenter à volonté tout au long de la journée.

Insomnies

Pour aider à l'endormissement, voyez l'item *Angoisse*, qui donne quelques solutions simples. Cela posé, la nuit est aussi le moment de la communication inconsciente avec le bébé. Les hydrolats aromatiques du soir, au coucher, en pulvérisation sur l'oreiller ou en diffusion atmosphérique favorisent le travail onirique et la communication subtile. Sont alors à privilégier les plus beaux, du point de vue de la *vibration* et de *l'âme* de la plante dont ils sont issus. Préférez l'eau de fleur d'oranger *Citrus aurantium bigaradia* (ou néroli, en huile essentielle) ; ou l'eau florale de rose de Damas *Rosa damascena*.

Et je me permets d'en indiquer deux autres à celles et ceux (priants, méditants et autres chercheurs de sens) qui désirent pousser un peu plus loin cette approche non ordinaire du psychisme et de l'inconscient : les hydrolats aromatiques d'encens *Boswellia carterii* et de nard *Nardostachys jatamansi*, qui apaisent les tensions psychiques et l'« aquoibonisme » défaitiste, de mauvais aloi en cette période. Ces deux merveilles naturelles aident à ouvrir les « portes de la perception[1] » et de l'inconscient, voire du divin, depuis la nuit des temps et dans toutes les cultures du monde. Quelles que soient les croyances, de l'athée au fervent mystique, nous pouvons tous utiliser ces deux hydrolats aromatiques pour favoriser la possibilité d'une communication subtile avec le bébé.

Jambes lourdes

Voir *Circulation sanguine*.

Jaunisse

Peau et muqueuses qui se colorent en jaune ? Prurit généralisé et démangeaisons impérieuses ? Ce sont là les symptômes clairs d'une jaunisse (dite « ictère gravidique »). C'est le résultat d'une accumulation de bile dans le sang, donc d'un mauvais fonctionnement hépatique. Notre solution naturelle

1. *Les Portes de la perception* (*The Doors of Perception*) est un ouvrage d'Aldous Huxley, paru en 1954 (en français, chez 10 x 18, 2001), qui rassemble une vingtaine d'essais de philosophie spirituelle.

réside dans une cure d'hydrolats aromatiques d'aneth *Anethum graveolens* et de verveine vraie *Lippia citriodora* (tonique vésiculaire). Mélangez les deux, à parts égales, dans un flacon de verre ; puis, buvez une cuillère à soupe du mélange dans un peu d'eau tiède, deux fois par jour, pendant une dizaine de jours.

Je vous recommande aussi, très vivement, d'adopter une position couchée sur le côté gauche et d'éviter le retournement sur le côté droit : cela pour que le poids du bébé ne bloque pas mécaniquement tout le système hépatique en provoquant une compression du canal cholédoque, qui relie la vésicule biliaire à l'intestin et sert de voie de passage à la bile.

Masque de grossesse

Le chloasma (ou mélasma) gravidique, ou masque de grossesse, se caractérise par des taches brunes qui apparaissent sur le visage lors de la période de grossesse. Environ 70 % des femmes sont touchées par cette hyperpigmentation de la peau. Ce phénomène résulte d'une augmentation du taux d'hormones, entraînant une synthèse plus importante de mélanine, l'ensemble des pigments de couleur qui sont dans notre peau.

Et nous sommes bien ennuyés avec le chloasma, long et difficile à traiter. Même une importante synergie d'hydrolats aromatiques et d'eaux florales présents dans ce livre ne suffirait pas à lutter contre ces taches brunes disgracieuses. Le conseil le plus précieux est bien celui de la prévention, une seule règle : évitez de vous exposer au soleil et appliquez un écran solaire total durant les périodes ensoleillées. Puis, je suggère de vous tourner vers les hydrolats aromatiques (aux vertus antipigmentaires) de carotte sauvage *Daucus carota* et, plus confidentiel, de céleri (semence) *Apium graveolens var. dulce* ; à parts égales, en vaporisation sur le visage.

Mais attention : ces deux hydrolats aromatiques peuvent être photosensibilisants, il est donc impératif de ne pas vous exposer au soleil quand vous les avez vaporisés sur la peau.

Le chloasma est normalement réversible au bout de six mois après l'accouchement. N'hésitez pas à consulter un dermatologue s'il s'éternise, après avoir privilégié les huiles essentielles dépigmentantes de carotte *Daucus carota* et de céleri *Apium graveolens var. dulce*, plus concentrées en actifs que les hydrolats. Et enfin, le réseau de femmes qui fabriquent elles-mêmes leurs cosmétiques bio indique généralement une recette maison[1] pour lutter contre le masque de grossesse, à base d'huile végétale de lys et d'hydrolats aromatiques de tilleul et de sauge officinale, qui me paraît très intéressante à tester.

Mélasma

➘ **Voir *Masque de grossesse*.**

Migraine

Les douleurs pulsatiles qui prennent la tête peuvent être intenses et rebelles. Pendant la grossesse, les migraines

1. À découvrir sur le site de mes amies de Féminin-bio : www.femininbio.com/beaute-mode/recettes-de-beaute/creme-de-soin-anti-masque-de-grossesse-9072.

sont généralement en lien avec une cause cardio-vasculaire. Le suivi de la tension artérielle est alors important.

Pour prévenir la crise, buvez de l'hydrolat aromatique de cyprès vert *Cupressus sempervirens*: une cuillère à soupe dans un peu d'eau tiède, deux fois par jour, en cure d'une semaine. Localement, vaporisez de l'hydrolat aromatique de menthe poivrée *Mentha piperita* sortant de réfrigérateur, sur les zones temporales et frontales, toutes les cinq minutes jusqu'à amélioration.

Mycoses

Les hydrolats s'utilisent très agréablement en douche vaginale apaisante et assainissante de la flore. Privilégiez les hydrolats aromatiques de lavande fine *Lavandula angustifolia*, de laurier noble *Laurus nobilis* et de thym à thujanol *Thymus vulgaris thujanol*. Mélangez à parts égales, et utilisez cette synergie avec une poire à lavement (en pharmacie). À répéter matin et soir, pendant dix jours si besoin.

Cela dit, si ces mycoses sont récidivantes, elles signent la présence de *Candida albicans*[1] dans les intestins. Dans ce cas, complétez avec une cure d'hydrolat aromatique de laurier noble, à boire à raison d'une cuillère à soupe matin et soir dans un peu d'eau tiède, pendant trois semaines.

1. Une sorte de champignon microscopique, habituellement inoffensive et qui siège naturellement dans les voies génitales, le tube digestif, la bouche, la peau.

Nausées

L'incontournable nausée de la femme enceinte peut vous gâcher le quotidien durant plusieurs semaines. Pour soulager cette montée en tension, mélangez dans un flacon-pulvérisateur: 50 ml d'hydrolats aromatiques de basilic grand vert *Ocimum basilicum* et de camomille noble *Chamaemelum nobile*; ajoutez trois gouttes d'essence de citron. Pulvérisez directement dans la bouche, quatre fois par jour, après avoir bien agité le flacon.

➘ **Voir aussi *Digestion*.**

Œdème (visage, membres inférieurs)

L'œdème du visage et des membres inférieurs est en lien direct avec un ralentissement circulatoire. Pensez alors à une cure d'hydrolats aromatiques de cyprès vert *Cupressus sempervirens* et de cassis *Ribes nigrum* (mélangez-les à parts égales: par exemple, 50 ml de chaque dans un flacon de 100 ml). Prenez une cuillère à soupe du mélange, deux fois par jour, durant quinze jours; cela pour drainer et renforcer les parois vasculaires.

Veillez également à vous hydrater correctement: environ 1,5 l d'eau (avec les deux cuillères du mélange précédent, pourquoi pas), si possible tiède, et à boire de manière fractionnée sur toute la journée afin que l'hydratation soit progressive et que les reins ne soient pas noyés par des apports plus rares et trop volumineux.

Pour le visage plus précisément, appliquez une compresse sur chaque œil, pendant cinq à dix minutes, d'un mélange à parts égales d'hydrolats aromatiques de cyprès vert *Cupressus sempervirens* et d'hamamélis *Hamamelis virginiana* sortant du réfrigérateur : décongestion garantie !

Pour parfaire le soin, avec vos mains imprégnées d'hydrolat aromatique de cyprès vert de Provence *Cupressus sempervirens*, massez doucement l'ovale du visage et le contour des yeux pour favoriser la circulation de la lymphe.

➘ **Voir aussi *Circulation sanguine*.**

Peau

La peau, interface réactive entre le dedans et le dehors, sensible à la sphère émotionnelle et hormonale, parle souvent d'elle-même. Choisissons-lui donc un hydrolat aromatique adaptogène, qui équilibre les émotions et les neurotransmetteurs, et qui de plus prend soin du grain de peau d'une manière inégalée : géranium rosat CV Bourbon *Pelargonium asperum* ; c'est l'hydrolat aromatique qui permet à la peau de mieux résister aux sources de stress et plus particulièrement aux fluctuations de l'équilibre féminin/masculin.

En vaporisation, pur, directement sur les zones qui parlent et s'expriment par des rougeurs, des démangeaisons ou des échauffement. À respirer profondément pendant l'application pour favoriser, par l'olfaction, son activité sur le système nerveux. Si l'inflammation est très inconfortable, pensez à lui associer (à parts égales dans le flacon) l'hydrolat aromatique de camomille noble *Chamaemelum nobile*, excellent antiprurigineux et anti-inflammatoire percutané.

➘ **Voir aussi *Acné, Vergetures*.**

Psychisme

➘ **Voir *Humeur*.**

Reflux gastro-œsophagien

Un souci quasiment inévitable, pour des raisons purement mécaniques : durant la grossesse, l'estomac est repoussé vers le haut ; et son contenu acide a tendance à brûler l'œsophage. Pour calmer ce symptôme de l'arbre digestif haut, déposez dans un bol une bonne cuillère à soupe de sirop d'agave (ou de compote, ou de miel d'oranger, ou…) ; puis, mélangez trois hydrolats aromatiques à parts égales dans un flacon de verre : camomille noble *Chamaemelum nobile*, basilic grand vert *Ocimum basilicum*, fleur d'oranger *Citrus aurantium bigaradia* ; et enfin, incorporez une cuillère à soupe de cette synergie dans le bol en rajoutant un peu de sirop d'agave (ou de compote, ou de miel, ou…) pour composer un miellat aromatique[1]. Placez en bouche tout ou partie de ce mélange, et savourez doucement ce goût délicat. À utiliser trois fois par jour après les repas, en cure de trois à quatre jours, puis arrêtez.

Conseil massage : très utile dans cette indication, massez la zone réflexe plantaire de l'estomac avec une gelée aromatique (voir p. 108) réalisée avec le mélange d'hydrolats aromatiques de camomille noble *Chamaemelum nobile*, petit grain bigaradier *Citrus aurantium var. aurantium*, basilic grand

1. On prépare un miellat aromatique en mélangeant 1 goutte d'huile essentielle ou 1 cuillère à soupe d'hydrolat aromatique dans la valeur d'1 cuillère à soupe de miel.

vert *Ocimum basilicum*, deux fois par jour. Elle se trouve sous le pied gauche uniquement, vers le haut de la voûte plantaire côté médian, juste sous le coussinet plantaire. Elle risque d'être sensible. À masser en reptation (comme rampe le serpent) dans tous les sens.

↘ **Voir aussi *Digestion*.**

Rougeurs

↘ **Voir *Peau*.**

Sommeil

↘ **Voir *Insomnies*.**

Varices

↘ **Voir *Circulation sanguine*.**

Vergetures

Pour prévenir les vergetures, livrez-vous avec délectation à des cures alimentaires d'acides gras essentiels type oméga-3, constituants essentiels des membranes cellulaires. Puis, profitez du moment du bain pour prendre soin de votre peau, notamment pour soutenir et améliorer son élasticité : ajoutez à votre eau deux à trois cuillères à soupe des hydrolats aromatiques de géranium rosat CV Bourbon *Pelargonium asperum*, de rose de Damas *Rosa damascena* et d'ylang-ylang *Cananga odorata*. Conseil de fille : pensez aussi à agrémenter votre eau d'huile de bain émolliente et relipidante pour que maman retrouve une peau de bébé.

↘ **Voir aussi *Peau*.**

Pour bébé

L'hygiène corporelle et la santé de votre bébé sont primordiales. Cela requiert une réelle attention, notamment dans le choix des produits de toilette et de bien-être. Les hydrolats aromatiques et eaux florales sont tout indiqués, à la fois en préventif et en curatif: ils sont sans contre-indications, ils offrent des molécules incontestablement actives et en trop faible quantité pour se révéler toxiques. De plus, cette forme de soin et de thérapie naturelle particulièrement douce ne présente aucun risque d'accoutumance ni d'interaction médicamenteuse. L'hydrolathérapie est alors parfaitement indiquée pour toutes les personnes sensibles, comme les enfants en bas âge (dès les premiers jours, en externe, et dès trois mois, en interne)...

Accompagnement psychoémotionnel

Hydrolats aromatiques et eaux florales sont certainement les meilleurs amis pour soutenir la sphère psychoémotionnelle des enfants en général, de bébé en particulier. De nature aqueuse et peu concentrés en molécules aromatiques, ils sont de très doux et efficaces alliés santé, gages d'innocuité totale lorsqu'ils sont utilisés par une maman novice en aromathérapie.

Les actifs aromatiques des hydrolats, même en faible concentration, apportent plusieurs dimensions particulièrement intéressantes à l'eau, qui devient à proprement parler une eau médicinale: des propriétés anti-inflammatoires et rééquilibrantes, une activité énergétique, mais aussi des propriétés informationnelles par l'odeur véhiculée et régulatrices du système nerveux par le biais du nerf olfactif...

Que des qualités: douceur sur la peau et dans la bouche, facile à administrer par voie externe (en vaporisation) ou par voie interne dilué dans une boisson, sans contre-indications ni toxicité aucune. Car hydrolats aromatiques et eaux florales sont très peu concentrés en actifs thérapeutiques. C'est ce qui leur donne cette vertu de travailler en profondeur sur la sphère psychoémotionnelle. On pourra les utiliser dès les trois mois du nourrisson, le temps que les jeunes parents fassent connaissance avec lui et s'assurent de son bon équilibre.

La voie olfactive reste la porte d'entrée privilégiée des molécules aromatiques pour agir sur le système nerveux. À la différence des huiles essentielles, les hydrolats aromatiques et eaux florales ne sont pas volatils, peuvent être utilisés en vaporisation directement sur le visage ou sur la tête, et aussi en diffusion atmosphérique dans un diffuseur avec réserve d'eau. Voilà pourquoi l'imprégnation des tissus (vêtements, oreillers, rideaux...) est vivement conseillée.

Pour soutenir et accompagner le système psychoémotionnel de bébé, créez avec votre enfant un lien affectif olfactif en utilisant une empreinte olfactive (un hydrolat aromatique, une eau florale ou une synergie de plusieurs) qui est toujours en adéquation avec ses besoins du moment, émotionnels ou physiologiques. C'est déjà le rôle de doudou, qui recueille l'ensemble des odeurs du foyer et concentre tout ce qui rassure l'enfant en le ramenant à des repères olfactifs connus. Laver cet objet transitionnel (selon la formule employée par les psys) revient à quelque peu déraciner l'enfant.

L'astuce consiste à se tourner vers un hydrolat aromatique ou une eau florale (ou une synergie) à chaque moment de bonheur; ainsi, rituels du soir, moments de jeu ou de câlins, sont marqués et s'imprègnent dans le psychisme de bébé par ce substitut olfactif, pour créer un ancrage positif de plaisir, de bien-être et d'éveil des sens. Souvenons-nous d'un certain Marcel Proust et de sa petite madeleine quand, *Du côté de chez Swann,* il écrivit *À la recherche du temps perdu.*

Ainsi, chaque fois qu'une autre personne s'occupera de bébé en votre absence, cette empreinte olfactive jouera le rôle d'ancrage rassurant pour lui. Il sera réconforté instantanément et en lien, subtil mais fondamental, avec la mémoire d'un instant plaisir.

La madeleine de Proust

«[...] Et tout d'un coup le souvenir m'est apparu. Ce goût c'était celui du petit morceau de madeleine que le dimanche matin à Combray (parce que ce jour-là je ne sortais pas avant l'heure de la messe), quand j'allais lui dire bonjour dans sa chambre, ma tante Léonie m'offrait après l'avoir trempé dans son infusion de thé ou de tilleul [...] Et dès que j'eus reconnu le goût du morceau de madeleine trempé dans le tilleul que me donnait ma tante [...], aussitôt la vieille maison grise sur la rue, où était sa chambre, [...] toutes les fleurs de notre jardin et celles du parc de M. Swann, et les nymphéas de la Vivonne, et les bonnes gens du village et leurs petits logis et l'église et tout Combray et ses environs, tout cela qui prend forme et solidité, est sorti, ville et jardins, de ma tasse de thé.» (Marcel Proust, *À la recherche du temps perdu*, tome 1, Gallimard, 1913.)

De la naissance à 3 mois

Lavande fine *Lavandula angustifolia*: archétype de l'amour inconditionnel («je t'aime, même si...»), de maman poule et de mère Teresa, qui donne tout jusqu'à s'en oublier elle-même, attentive au moindre besoin de son enfant. L'information olfactive de la lavande fine réconforte dans son rôle de bienveillance et de soignant. Pour bébé qui a besoin de prolonger un peu la fusion maternelle, cette vibration lui donnera le diapason de la douceur maternelle, la caresse qui rassure quand il est en manque ou qu'il a mal.

De 3 mois à 18 mois

La lavande fine *Lavandula angustifolia,* utilisée depuis déjà plusieurs semaines, aura créé un lien olfactif vers la maman qui rassure bébé lorsqu'il prend conscience de l'absence et du manque de sa mère. Pensez à continuer de vaporiser de l'eau florale de lavande sur lui et/ou sur un mouchoir (pas sur son doudou, qui doit rester authentique) à chaque moment de séparation.

Une autre vibration peut créer une synergie intéressante, celle de vanille *Vanilla planifolia*. En effet, cette fragrance fait le lien avec le sein nourricier, puisque la *vanilline*[1] est présente dans le lait maternel et que le bébé montre une attirance particulière pour cette odeur. Retour au sein, bouffée de calme, parfum de maman, rondeur et chaleur bienveillante, sensation de contentement... chez le tout-petit, la vanille est une valeur sûre, à utiliser par voie olfactive exclusivement, avec une eau aromatique à confectionner à la maison. En effet, l'huile essentielle de vanille n'existe pas (on parle d'« extrait col » ou d'« absolue »), donc sans hydrolat (pour une méthode pour fabriquer vous-même votre eau aromatique de vanille, voir l'encadrépage ci-contre).

Pour aider bébé à « affronter l'ennemi », à se faire des amis, à prendre confiance en lui et à s'affirmer devant son alter ego, les hydrolats de marjolaine à coquilles *Origanum majorana* et de laurier noble *Laurus nobilis* sont particulièrement recommandés. La marjolaine, marquée par l'intériorisation avec ses coquilles, aide justement à sortir du cocon et à trouver ses marques ailleurs, elle aide les timides à s'extérioriser. Le laurier noble, à l'image de la couronne de César, aide les plus peureux à se mettre en mouvement, à chasser leurs doutes et leur manque d'estime d'eux-mêmes.

Ces deux hydrolats peuvent être mélangés à parts égales et vaporisés sur le haut du corps, en insistant sur le plexus pharyngé (gorge) pour favoriser la communication, et si possible aussi sur le plexus solaire (entre les deux côtes flottantes), en relation directe avec l'énergie de la prise du pouvoir, de la prise de position sociale ou familiale.

Plus de 18 mois

Apprivoiser la peur de l'abandon, du noir, du bruit, des monstres, sont des étapes nécessaires pour grandir et bâtir sa personnalité. Les contes enfantins, transmis de génération en génération, sont construits d'ailleurs pour favoriser ce processus. Ils reflètent nos structures psychiques fondamentales, sous forme d'images symboliques, ils traduisent les problèmes de la plus tendre enfance, comme la rivalité fraternelle, l'inceste, expriment des fantasmes et donnent des solutions possibles...

Pendant cette période, l'enfant prend petit à petit conscience de sa condition humaine. Il a alors besoin d'être rassuré, aimé, ramené à la Terre et à sa condition d'être humain bien incarné sur la planète. Pour l'aider à souffler ses peurs, les vibrations comme celle du santal *Santalum album* lui permettent de rentrer sans crainte dans l'incarnation. Tout comme son huile essentielle, l'hydrolat aromatique de santal est porteur de fragrances qui aident les êtres lors des moments de passage et d'évolution personnelle. Le santal permet de s'adapter plus vite aux étapes de changement, de se mettre en contact avec son monde intérieur pour mieux appréhender le sens même de la vie, de l'immortalité et des générations.

Pendant cette période de construction identitaire et aussi lors de gros stress et ou de violente colère –, utilisez cet hydrolat seul ou mélangé avec la rose de Damas, et vaporisez sur le visage et l'intérieur des avant-bras, vers le

1. Un des différents composants de l'arôme naturel de la vanille, le plus important et le plus caractéristique.

poignet, au niveau du méridien du maître cœur, en relation directe, d'après les principes de médecine traditionnelle chinoise, avec la gestion des émotions et l'équilibre eau/feu.

Allergie

Alimentaire, cutanée ou sous forme de rhinite, la manifestation d'une allergie correspond à une réponse immunitaire excessive de l'organisme : le feu de l'inflammation se déclenche au contact d'un agent identifié comme pathogène, alors qu'il n'est pas forcément dangereux. L'aromathérapie, et plus particulièrement ici l'usage des hydrolats aromatiques et des eaux florales, offre des principes actifs utiles pour apaiser la réaction inflammatoire et calmer, puis réguler, cet excès de zèle du système immunitaire.

En usage externe : pulvérisez directement la camomille noble *Chamaemelum nobile* ou la camomille allemande *Matricaria recutita* (puissantes anti-inflammatoires et antihistaminiques), ou la rose de Damas *Rosa damascena* ou encore la lavande fine *Lavandula angustifolia*.

En usage interne (après trois mois) : donnez une cuillère à café matin et soir de thym à linalol *Thymus vulgaris linalol* (ou *thujanol*), dilué dans un peu d'eau, pendant une dizaine de jours. Thym, *thymus vulgaris* : le nom latin de cette plante résonne très fort avec la glande de l'immunité et de l'identité que Tarzan vise lorsqu'il pousse son cri, le thymus. Les chémotypes *linalol*

Des hydrolaromatic' à concevoir soi-même

Certains hydrolats aromatiques et eaux florales ne sont pas (ou très peu) disponibles dans le commerce, car le coût de revient est bien trop élevé : encens ou oliban *Boswellia carterii*, Santal *Santalum album*... Pour en obtenir, reste la solution d'apprendre à distiller soi-même. Je vous propose donc de créer votre propre hydrolaromatic' by Jean-Charles Sommerard ! Voici une « aromastuce » facile, pratique et peu onéreuse pour occuper maman, papa, et soigner bébé.

Pour un spray de 250 ml

20 ml de glycérine végétale, type karanja (*Pongamia glabra*, synonyme *Pongamia pinnata*) ou autre • 1 ml d'huile essentielle (1 ml au maximum !) • 229 ml d'eau du robinet ou d'eau florale de rose de Damas, ou d'eau de fleur d'oranger... pour sublimer ! Mélangez l'ensemble avec énergie, et le tour est joué. Vous pouvez ainsi « sprayer » à volonté et ravir petits et grands.

Il est aussi possible de cette manière de (re)créer vos propres hydrolaromatic's : par exemple d'*Eucalyptus radiata* en cas de fragilité respiratoire... Toutes les possibilités sont à imaginer pour vivre votre propre « aroma'venture » !

Attention ! Piochez uniquement dans les huiles essentielles qui ne présentent aucun danger. Le produit final est dédié exclusivement à la diffusion dans l'atmosphère : ne l'appliquez pas pure sur la peau ! Et remuez énergiquement avant chaque utilisation !

et *thujanol* sont des incontournables de l'enfance, bien tolérés et très guidants pour la construction immunitaire.

Anxiété

Dans la gestion du stress des tout-petits par les eaux florales, il est important que la fragrance utilisée soit perçue favorablement par bébé. L'appréciation est subjective et différente d'un enfant à un autre. Voyons ici les deux références de l'hydrolathérapie quand bébé est agité et anxieux. Au moins l'une d'entre elles sera appréciée.

La fleur d'oranger *Citrus aurantium bigaradia*, qui est l'eau florale de l'huile essentielle de néroli, est un antistress majeur et sédatif du système nerveux des plus nobles en aromathérapie, au goût et à l'odeur... d'orange, évidemment.

La mélisse *Melissa officinalis*, autre antistress majeur, peut être préférée pour son goût et son odeur citronnés.

Ces deux eaux florales de premier choix pour bébé (et l'enfant) sont sans aucun effet indésirable de somnolence diurne ni de vertiges. Elles peuvent s'envisager en soins externes (en vaporisation, inhalation, diffusion atmosphérique, dans l'eau du bain ou en application cutanée); on peut aussi y penser en interne: une cuillère à soupe de fleur d'oranger ou de mélisse, voire une cuillère à soupe d'un mélange des deux, dans l'eau de boisson ou le biberon d'eau; puis, pour les plus grands, laissez à disposition de bébé afin qu'il boive selon ses besoins.

Et si vraiment, *petitou* ne veut ni de l'une ni de l'autre, il vous restera à proposer le même traitement avec de l'eau florale de rose de Damas *Rosa damascena*, d'une douceur universelle pour calmer les esprits, et potentialiser tous les autres hydrolats aromatiques.

Conseil massage: massage paravertébral avec une base glycérinée mélangée avec 25 % d'hydrolat aromatique de petit grain bigaradier *Citrus aurantium*, et 25 % d'eau florale de rose de Damas *Rosa damascena*. Une noisette à chauffer dans les mains; massez la colonne vertébrale de haut en bas, le soir au moment du coucher.

Appétit

Toutes les plantes aromatiques à usage alimentaire, que l'on connaît bien dans les assiettes, offrent des propriétés réharmonisantes digestives et agissent systématiquement sur l'appétit et le comportement alimentaire. La sensation de faim comme celle de satiété obéissent à des systèmes de régulations complexes: fonctions hépatiques et digestives, mais aussi influences psychiques, neuroendocriniennes, émotionnelles et sûrement aussi habitudes alimentaires. Pour réveiller l'appétit de bébé qu'elle allaite, la maman peut manger des plats assaisonnés aux herbes aromatiques et finir par une tisane aromatique: par exemple, avec une cuillère à soupe d'hydrolat du très doux basilic grand vert *Ocimum basilicum*.

Pour les appétits gloutons, il est approprié de les calmer par des fragrances relaxantes comme la rose de Damas *Rosa damascena* ou la fleur d'oranger *Citrus aurantium bigaradia*. Des hydrolats provenant d'une fleur élèvent la conscience et l'attention sur une vibration plus élevée, quittant le référentiel de la matière et invitant à la sieste ou au câlin. À vaporiser sur l'enfant à la fin du repas pour l'inviter à conclure, et donc alléger les calories ingurgitées.

Bronchiolite

Hydrolats aromatiques et eaux florales sont vivement conseillés en complément des traitements allopathiques pour toutes les pathologies infectieuses. Pendant un épisode de bronchiolite, ils constituent un excellent traitement de terrain pour stimuler l'immunité et drainer l'humidité interne, notamment avec les hydrolats aromatiques de thym à thujanol *Thymus vulgaris thujanol* (puissant anti-infectieux) et de laurier noble *Laurus nobilis* (anti-infectieux, fluidifiant des mucosités et anti-inflammatoire). Mélangez-les à parts égales et donnez à bébé une cuillère à café diluée dans un peu d'eau, deux fois par jour pendant quinze jours.

En l'absence du bébé, veillez aussi à purifier l'atmosphère des pièces à vivre en diffusant une synergie d'huiles essentielles de bois de hô *Cinnamomum camphora*, de lavande fine *Lavandula angustifolia* et d'eucalyptus radié *Eucalyptus radiata*. Au moment du bain de bébé, déposez dans votre diffuseur une à deux cuillères à soupe d'hydrolat aromatique d'*Eucalyptus globulus* (ou mieux: *radiata*... si vous en trouvez!) pour que lors de ce moment de toilette, s'opère aussi un petit nettoyage bronchique.

Conseil massage: utilisez une base glycérinée mélangée avec 50 % d'hydrolat d'eucalyptus globuleux ou radié *Eucalyptus globulus* ou *radiata* pour masser la zone réflexe plantaire du poumon qui correspond à la large région sous le pied qui repose sur le sol, entre le deuxième et le cinquième orteil, matin et soir jusqu'à assèchement des sécrétions.

Diffusion et diffuseurs

Un diffuseur d'huiles essentielles peut simplement servir à parfumer naturellement les différentes pièces de la maisonnée; c'est alors une alternative naturelle aux traditionnels aérosols chimiques. Toutefois, le diffuseur peut aussi s'envisager comme un précieux outil santé pour, à la fois, instaurer une ambiance chaleureuse, vous relaxer et purifier l'air en libérant les molécules aromatiques actives d'une huile essentielle ou d'une synergie. Il existe différents diffuseurs sur le marché: les plus adaptés à une diffusion/santé naturelle, sans altération des molécules aromatiques actives, sont ceux à nébulisation; ils diffusent les huiles essentielles pures et sèches (sans dilution dans l'eau), sous forme de microparticules et sans les chauffer. C'est le système le plus désinfectant pour les atmosphères chargées, toutefois il n'est pas adapté à la diffusion des hydrolats aromatiques et des eaux florales qui, par définition, sont... de l'eau! L'humidification de l'air est conseillée lorsque le taux d'hygrométrie est bas, avec l'utilisation de diffuseur à ultrasons dans ce cas.

Cauchemars

Astuce de maman: pour éviter à bébé ces désagréments nocturnes, juste avant de le coucher, rassurez-le, apaisez les angoisses en installant un lien olfactif ciblé «bonne et douce nuit»; pour ce faire, instaurez un ancrage aromatique rassurant par un rituel du soir.

- Tout d'abord, massage-câlin des pieds, du dos et des mains, avec une base de gel d'aloe vera (voir encadré ci-dessous) et une synergie aromatique dosée à 2 % au maximum.
- Puis la diffusion d'actifs aromatiques pendant une petite pause lecture ou câlin. Dans cette intention, les diffuseurs à ultrasons sont particulièrement doux, et le brouillard aromatique, très rapidement diffusé; toutefois, comme ils chauffent légèrement l'eau (et donc altèrent quelque peu les molécules aromatiques), on pourra préférer un humidificateur. Déposez dans la réserve d'eau deux cuillères à soupe d'eau florale (au choix) de lavande fine *Lavandula angustifolia*, de camomille noble *Chamaemelum nobile*, de verveine citronnée *Lippia citriodora* ou de rose de Damas *Rosa damascena*. Diffusez pendant quinze minutes, juste avant l'heure du coucher.

Un gel aromatique sur une base d'aloe vera

Plutôt que l'hydrolat aromatique ou l'eau florale utilisés directement, il peut être plus commode de se servir d'un support un peu plus solide pour pratiquer l'art du massage. Le gel aromatique est alors très efficace.

Choisissez un beau gel d'aloe vera (en magasin de produits bio) le plus pur possible. Munissez-vous d'un minimortier et de son minipilon. Versez-y deux cuillères à soupe d'hydrolat de votre choix. Incorporez progressivement 100 g de gel d'aloe vera à l'aide du pilon. Mélangez jusqu'à parfaite homogénéisation. Le gel aromatique à 2 % d'actifs est prêt, il peut s'utiliser en massage sur toute partie cutanée (thorax, pied, dos, visage en faisant attention aux yeux... Évitez l'application sur les muqueuses).

Caprices

Voir *Colères*.

Colères

Qu'il est difficile de grandir face aux événements contrariants, d'assumer sa timidité et ses inquiétudes quand les autres font peur, de ne plus céder à ses propres envies, de vivre la séparation, d'apprendre la frustration, de devoir renoncer à l'univers de maman où tout est là, sans l'ombre d'un doute...

Heureusement, certaines eaux florales et hydrolats aromatiques véhiculent du réconfort, de l'apaisement, de la tendresse... Particulièrement ceux qui proviennent de la distillation de fleurs ou de sommités fleuries, la partie botanique le plus en relation symbolique avec l'affectif et l'émotionnel.

Pensez alors à: la lavande fine *Lavandula angustifolia*, la fleur d'oranger *Citrus aurantium bigaradia*, la camomille noble *Chamaemelum nobile*, la rose de Damas *Rosa damascena*, la verveine citronnée *Lippia citriodora* ou encore le géranium rosat CV Bourbon *Pelargonium asperum*, utilisés en vaporisation dans l'atmosphère ou sur l'enfant (vêtements, oreiller, rideaux de sa chambre). Et pour éviter une grosse colère, laissez-le choisir l'odeur qui lui convient... !

Et pour être encore plus précis

- Pour la peur, suggérez plus volontiers la lavande fine *Lavandula angustifolia* ou la camomille noble *Chamaemelum nobile*.
- Pour les caprices et les colères, la fleur d'oranger *Citrus aurantium bigaradia*, la verveine citronnée *Lippia citriodora* ou encore la mélisse *Melissa officinalis*.
- Pour les chagrins inconsolables, la rose de Damas *Rosa damascena* ou le géranium rosat CV Bourbon *Pelargonium asperum*.

Coliques

Voir *Digestion*.

Conjonctivite

L'inflammation du blanc de l'œil est fréquente chez le bébé, en rapport avec des infections ORL, un sournois coup de vent ou même une méchante inflammation dentaire. Les eaux florales et hydrolats aromatiques, à la différence des huiles essentielles, peuvent être utilisés en bains et/ou compresses oculaires, ou bien directement en vaporisation dans les yeux. La qualité des hydrolats aromatiques doit être irréprochable (bio, impérativement !), car la moindre souillure bactériologique produirait l'effet inverse. Ces eaux florales dans cette indication sont d'excellents moyens d'accompagner des traitements allopathiques, mais aussi de prévenir la récidive sur des terrains fragiles.

L'eau florale de bleuet *Centeaurea cyanus* reste évidemment le grand classique de toutes les grands-mères. Toutefois, modernité oblige, nous savons aujourd'hui qu'une efficacité plus évidente est proposée par la camomille noble *Chamaemelum nobile* ou encore la lavande fine *Lavandula angustifolia*. À utiliser au moins trois fois par jour pour un effet préventif et à volonté en cas de crise. En cure de huit à dix jours.

Quand bébé n'aime pas le goût…

Les bébés et les enfants ont un goût bien plus sensible que celui des adultes : ils disposent de plus de 10 000 cellules gustatives, alors que l'adulte n'en possède que la moitié. Ce sens, extrêmement développé chez eux, est donc souvent difficile à satisfaire. Quand bébé n'apprécie pas tout de suite la saveur de l'hydrolat en bouche, rajoutez-le alors dans son biberon de lait : il passera inaperçu et sera tout aussi efficace.

Plus généralement, lors d'un moment de détresse émotionnelle, évitez de donner une boisson sucrée. Cette saveur déjà convoitée en cas de stress risque par la suite d'être à l'origine de compulsion ou de dépendance à chaque baisse de moral, car elle sera associée au geste de réconfort systématique dans ces moments. Mais rassurez-vous : quand un hydrolat est utile pour un bébé, sa saveur et sa fragrance sont tolérées, elles peuvent surprendre la première fois mais être appréciées la deuxième.

Spécial bébé difficile : l'hydrolat aromatique de cassis *Ribes nigrum* est un magnifique digestif, anti-inflammatoire et diurétique… et aussi un vrai péché mignon dont bébé pourrait bien devenir fan absolu !

Coqueluche

Voir *Infections virales*.

Dents

Quand les dents percent, douleurs, inflammations des gencives, anxiété et même otites et/ou rhino-pharyngites sont le lot pour (quasiment) tous les bébés. Puissante anesthésiante physique, nerveuse et même psychique, la camomille noble *Chamaemelum nobile* s'impose, en synergie ou non avec laurier noble *Laurus nobilis*, solide antalgique et neurotonique. Si les deux sont retenues, mélangez-les à parts égales, déposez-les au réfrigérateur pour un effet froid plus anesthésiant, et envoyez une à deux vaporisations directement sur les gencives. Répétez quatre fois dans la journée. Cet usage est recommandé ponctuellement sur quelques jours en association avec les antalgiques allopathiques traditionnels (paracétamol).

Diarrhée

La diarrhée chez le tout-petit peut être rapidement source de déshydratation, surtout si elle est associée à de la fièvre et des vomissements. La prise en charge et la surveillance médicale sont impératives. Les hydrolats aromatiques sont alors très efficaces pour accompagner et hâter le retour à l'équilibre, et soulager les douleurs.

Propriétés antispasmodiques pour l'hydrolat aromatique de basilic grand vert *Ocimum basilicum*, propriétés antibiotiques intestinales pour le laurier noble *Laurus nobilis* : le mélange des deux à parts égales peut être donné à raison d'une cuillère à café dans 25 cl d'eau, deux fois par jour, pendant cinq à sept jours.

Digestion

Les coliques du nourrisson ainsi que les régurgitations sont un grand classique des premiers jours de vie. La complication médicalement nommée « reflux gastro-œsophagien » est le souci majeur.

Le plus simple, si vous êtes maman allaitante, est de prendre à la fin de vos repas une boisson (chaude ou froide) légèrement relevée d'une cuillère à soupe d'hydrolat d'aneth *Anethum graveolens*, ou de basilic grand vert (feuille) *Ocimum basilicum*, ou d'origan *Origanum compactum* : votre lait en sera délicatement aromatisé. Ainsi, les papilles de bébé seront précocement éveillées, et cela soutiendra activement sa digestion et la maturation de tout son arbre digestif, de l'estomac au rectum.

Toutes les plantes aromatiques à visée alimentaire offrent des propriétés stimulantes digestives favorables pour : soulager les coliques (antispasmodique) ; réguler le transit (bifidogène[1], eupeptique) ; favoriser la maturation du pylore[2] ; augmenter la sécrétion de la salive et de toutes les enzymes de digestion. Aneth, basilic, cassis (pour les bébés difficiles !), estragon, fenouil, laurier, gingembre... sont des aromates à privilégier dans l'assiette de maman. Et pour bébé, une cuillère à moka d'hydrolat aromatique de basilic doux *Ocimum basilicum* ou d'aneth *Anethum graveolens* dans le biberon calmera les

1. Stimulation de la croissance des bifidobactéries intestinales.
2. Le pylore fait partie du système digestif ; il a pour fonction de faire passer le chyme (la nourriture digérée) de l'estomac vers le duodénum, le premier segment de l'intestin grêle.

spasmes, réduira les ballonnements, préviendra la constipation et les gaz. À renouveler deux fois par jour, pendant quatre ou cinq jours (sept jours au maximum).

Conseil massage: massez la voûte plantaire correspondant à la zone réflexe des intestins (sur toute la surface du creux du pied) avec de la gelée aromatique dosée à 2 % en hydrolats aromatiques (voir p. 108) de basilic grand vert *Ocimum basilicum* et de laurier noble *Laurus nobilis*, à raison d'une noisette, deux fois par jour, jusqu'à amélioration satisfaisante des problèmes.

Eczéma

La part d'émotionnel de cette pathologie dermatologique est bien souvent l'explication aux échecs des traitements. Les problèmes chroniques de la peau, interface avec le milieu extérieur, sont très souvent en rapport avec l'environnement et le relationnel. Hydrolats aromatiques et eaux florales en vaporisation, directement sur les lésions, sont gages d'apaisement à la fois physique et psychique, à renouveler aussi souvent que nécessaire; on peut aussi penser aux compresses sur les zones les plus chaudes qui démangent; voire en verser une dizaine de millilitres dans la baignoire de bébé, avec un peu de son d'avoine pour adoucir le moment de la toilette.

Les hydrolats aromatiques anti-inflammatoires et psychoactifs seront bien sûr les plus adaptés. Préférez l'eau florale de rose de Damas *Rosa damascena*, la référence pour tous les problèmes dermatologiques en rapport avec une dimension psychique et émotionnelle… Et pour nuancer les parfums et éduquer le nez de bébé, tournez-vous aussi vers les hydrolats aromatiques de géranium rosat CV Bourbon *Pelargonium asperum*, de camomille noble *Chamaemelum nobile*, de lavande fine *Lavandula angustifolia*.

Énurésie

Pour favoriser à la fois la maîtrise des sphincters (par des propriétés décongestionnantes pelviennes) et soutenir la maturité affective (par des propriétés informationnelles et nerveuses), le cyprès vert *Cupressus sempervirens* est l'hydrolat aromatique majeur et unique en son genre pour cette indication. En application externe sur le bas-ventre, par voie olfactive en respiration profonde et lente au moment du coucher, il aidera l'enfant à grandir, à devenir propre et à tourner la page de la toute petite enfance: c'est l'huile essentielle et l'hydrolat aromatique qui nous aident (enfants et adultes) lors des étapes importantes de la vie et des moments de passages majeurs. Confectionnez un gel aromatique avec l'hydrolat de cyprès (comme indiqué précédemment, p. 108), appliquez une noisette sur le bas-ventre au moment du coucher et vaporisez l'oreiller de ses fragrances avec l'hydrolat.

Érythème fessier

Cette manifestation inflammatoire et douloureuse, qui concerne tous les bébés, est bien souvent en rapport avec une réaction de l'épiderme au contact des selles acides. Les traitements allopathiques restent trop souvent insatisfaisants. En revanche, les hydrolats aromatiques et eaux florales, d'une nature biochimique essentiellement anti-inflammatoire, sont de plus très rafraîchissants et apaisants pour la peau et les muqueuses échauffées.

Après la toilette du siège, vaporisez les fesses de bébé avec des hydrolats aromatiques de rose de Damas *Rosa damascena*, de camomille noble *Chamaemelum nobile* ou de mélisse *Melissa officinalis*, voire d'hamamélis *Hamamélis virginiana*[1]. Il est tout à fait possible d'en mélanger deux ou trois, à parts égales dans un flacon, pour potentialiser leur activité. Prenez soin de laisser sécher avant de remettre la couche propre. Renouvelez à volonté toutes les dix minutes en cas d'érythème douloureux.

Pensez aussi que l'utilisation d'aromates dans l'alimentation de bébé ou de maman qui allaite est un gage de bonne digestion et donc de prévention de selles liquides ou acides. On pourra d'ailleurs ajouter une cuillère à café d'hydrolat aromatique de laurier noble *Laurus nobilis* tous les matins au réveil, dans un peu d'eau tiède, pour la maman allaitante, en cure de trois semaines, ou bien ponctuellement pour bébé, afin d'améliorer le confort digestif et la qualité des selles (ni trop acides ni liquides) : une cuillère à moka diluée dans un biberon d'eau à lui laisser boire quand il le souhaite. Car le laurier noble, bien connu pour sa feuille déposée sur le rôti, fournit une huile essentielle antifermentaire qui rééquilibre les réactions de fermentation et de putréfaction, très vite déstabilisées chez le bébé, et assainit la flore intestinale.

1. Un hydrolat aromatique présenté dans *Eaux florales, un nouvel art de vivre*, Jean-Charles Sommerard, Presses du Châtelet, 2012.

Impétigo

Cette infection cutanée superficielle est dite « bactérienne » car elle due à un streptocoque (*Streptococcus pyogenes*) et/ou un staphylocoque (*Staphylococcus aureus*). Jeunes mamans, soyez immédiatement rassurées : contrairement à une vieille légende urbaine qui a la vie dure, l'impétigo ne s'installe pas des suites d'un manque d'hygiène !

Les germes proviennent souvent de la muqueuse nasale, de la bouche ou de la région périnéale de l'enfant lui-même ; dans ce cas, on parle d'autocontamination. L'impétigo peut aussi s'être déclaré par l'infection d'une partie fragilisée ou blessée de l'épiderme (égratignures, coupures, brûlures, petites lésions eczémateuses...). Les marques de l'infection sont le plus souvent localisées autour des narines, de la bouche ou dans la région périnéale ; cependant, dans les cas moins courants, toutes les localisations sont possibles (bras, jambes, aisselles, cou...), mais pas sur la paume de la main ni la plante des pieds. L'impétigo peut également se propager par contact avec une autre personne (toucher, baisers...) ainsi que par le linge. Toutefois, qu'on se rassure : l'impétigo, certes contagieux, est une infection généralement bénigne.

Hydrolats et eaux florales ont déjà montré toute leur efficacité pour éliminer l'impétigo : vaporisez quatre fois par jour, pendant quinze jours, la ou les zones concernées, avec un mélange à parts égales d'hydrolat aromatique de géranium rosat CV Bourbon *Pelargonium asperum*, de thym à linalol *Thymus vulgaris linalol*, et de laurier noble *Laurus nobilis*, jusqu'à guérison complète.

Infections virales

Coqueluche, oreillons, roséole, rubéole, scarlatine, varicelle…, chaque épisode viral de l'enfance est un moment d'éducation immunitaire qui forge les anticorps pour l'adulte en devenir. Accompagnez ces périodes afin que ces chocs immunitaires soient les plus constructifs possible pour le système de défense du jeune organisme. Pour cela choisissez le plus noble et le plus puissant hydrolat aromatique d'un point de vue immunitaire et anti-infectieux : le thym thujanol *Thymus vulgaris thujanol*. Une cuillère à moka à diluer dans le biberon d'eau, à répartir tout au long de la journée, et à poursuivre pendant une semaine.

Laryngite

Pour soulager cette inflammation du larynx, et plus généralement les maux de gorge et/ou désenflammer les cordes vocales, appliquez des compresses tièdes imbibées du mélange suivant : hydrolat aromatique de camomille noble *Chamaemelum nobile* et de thym à thujanol *Thymus vulgaris thujanol*, à répéter quatre fois si possible dans la journée.

Façonnez votre extrait de vanille hydrolaromatic'

Je reviens ici sur cette «aromastuce» qui, je le crois, se doit d'être très précise ! Procurez-vous des amis hydrodispersants[1] : de la glycérine végétale ou du solubol[2]. Naturel, sans alcool et dépourvu de solvant, le solubol est considéré comme un émulsifiant des huiles essentielles. Il est habituellement recommandé pour assimiler plus facilement les huiles essentielles en usage interne. Ici je vous propose de l'utiliser pour piéger l'extrait de vanille en CO_2 en le mélangeant à de l'eau.

Prévoyez 10 ml de solubol et 0,5 ml d'extrait de vanille en CO_2 plus 89 ml d'eau du robinet ou d'eau florale de rose de Damas *Rosa damascena* ou de fleur d'oranger *Citrus aurantium bigaradia* pour sublimer. À défaut du solubol, optez pour une glycérine végétale dans les mêmes proportions. Mélangez l'ensemble avec énergie, et le tour est joué ! Vous pouvez ainsi vaporiser à volonté et ravir petits et grands.

Autre préparation plus radicale !

Versez 0,5 ml d'extrait aromatique de vanille en CO_2 dans votre flacon et ajoutez-y directement de l'eau chaude (non bouillante du robinet). La chaleur favorise la vaporisation des substances volatiles des arômes. Pensez toutefois à remuer le flacon avant chaque utilisation. Attention : le produit final obtenu est dédié uniquement à la diffusion dans l'atmosphère ! Ne pas l'appliquer pur sur la peau ni l'administrer par voie orale !

1. Évitez le *disper* qui, même s'il propose les mêmes propriétés, est quand même un dispersant… alcoolique ! Pas bon pour bébé, ça !

2. Composition : eau, glycérine, acides gras et triglycérides de tournesol, lécithine de soja, cire d'abeille, extrait de propolis, extrait de romarin, vitamine E antioxydante.

Conseil massage: massez la gorge et la nuque, avec la gelée aromatique dosée à 2 % réalisée (voir p. 108) avec l'hydrolat aromatique de thym à thujanol *Thymus vulgaris thujanol*, à répéter deux fois par jour, pendant cinq ou six jours.

Voir aussi *Rhume, Toux.*

Obstruction nasale

Voir *Respiration.*

Otite

Les otites riment toujours avec inflammation et douleur, l'infection (virale et/ou bactérienne) n'est pas systématique. Dans tous les cas l'hydrolat aromatique de laurier noble *Laurus nobilis*[1], ou le mélange à parts égales avec la lavande vraie *Lavandula angustifolia*, voire avec la camomille noble *Chamaemelum nobile*... proposent des propriétés anti-infectieuses, mucolytiques et antalgiques qui aident à stopper le cercle vicieux des otites récidivantes. Faites tiédir quelques centilitres de l'une ou l'autre de ces synergies aromatiques. Puis, imprégnez une compresse ou de la ouate, et déposez-le sur le contour de l'oreille, ainsi que sur une mèche, à introduire dans le conduit auditif. Laissez en place quelques minutes; et renouvelez quatre fois dans la journée. Ne jamais instiller d'hydrolat aromatique directement dans l'oreille. Vous pouvez aussi donner de cette synergie d'hydrolat aromatique par voie interne: une cuillère à soupe dans un peu d'eau, deux fois par jour, pendant trois semaines.

1. Puissant antalgique gage de soulagement quasi immédiat.

Conseil massage: massez le pourtour de l'oreille (et seulement le pourtour!) avec une noisette de la gelée aromatique confectionnée sur une base de gel d'aloe vera (voir p. 108) avec une cuillère à soupe d'hydrolat de laurier noble *Laurus nobilis* et une cuillère à soupe de camomille noble *Chamaemelum nobile*. À répéter jusqu'à quatre fois par jour, pendant trois ou quatre jours. À faire systématiquement pour éviter la récidive dès les premiers symptômes de nez qui coule.

Oreillons

Voir *Infections virales.*

Peur

Voir *Colère.*

Plaies

La nature nous offre des actifs aromatiques hémostatiques dans deux plantes du soleil: le géranium rosat CV Bourbon *Pelargonium asperum*, et le ciste ladanifère *Cistus ladaniferus* (dont nous ne parlons pas dans ce livre). Leurs hydrolats aromatiques peuvent être vaporisés sans sensation de picotement sur des plaies (récentes ou anciennes), juste après les gestes d'urgence et de désinfection; les soins bénéficieront de leurs vertus hémostatiques, astringentes et cicatrisantes. On peut aussi penser à panser en appliquant fortement (d'une manière compressive) une compresse imprégnée d'hydrolat aromatique de ciste, en répétant trois ou quatre fois de suite si besoin. Ce geste est vivement conseillé chez les enfants qui ont la peau fragile, mais aussi en cas de plaies sur le visage ou de plaies profondes qui peuvent laisser des marques.

Régurgitations

Voir *Digestion*.

Respiration

En aromathérapie, pour oxygéner les poumons, favoriser la respiration, décongestionner les voies ORL hautes et basses... les huiles essentielles et hydrolats aromatiques des eucalyptus, des pins et des sapins sont certainement les plus adaptés, même pour les jeunes enfants souvent confrontés, durant les premières années de leur vie, à différentes infections virales du système respiratoire. Pour les aider dans ce combat qui leur permet de construire leur système immunitaire, pensez à la diffusion atmosphérique, à enrichir l'eau du bain ou bien encore aux simples vaporisations sur le visage. Nos chères têtes blondes et brunes bénéficient alors des effets bénéfiques anti-inflammatoires, apaisants et décongestionnants des hydrolats aromatiques et des eaux florales ciblés.

Avec le diffuseur, pensez à disperser par exemple des fragrances d'hydrolat aromatique de laurier noble *Laurus nobilis*, ou de cyprès vert *Cupressus sempervirens*. Diffusez dans la chambre du bébé un quart d'heure avant le coucher. Renouvelez la diffusion en journée dans les pièces à vivre, toutes les deux heures, pendant quinze minutes. Les mamans les plus affûtées en hydrolathérapie savent déjà que les hydrolats aromatiques d'eucalyptus radié *Eucalyptus radiata* et de pin sylvestre *Pinus sylvestris*, dont nous ne parlons pas dans ce livre, sont un peu plus (un peu trop ?) présents, donc à réserver aux plus grands.

Pour décongestionner une obstruction nasale, après le bain et/ou juste avant le coucher, frictionnez bébé ou l'enfant (thorax et dos) avec un mélange d'hydrolat aromatique de cyprès vert *Cupressus sempervirens* et d'eucalyptus globuleux *Eucalyptus globulus*. Massez-lui également les ailes du nez par un mouvement doux en cisaillement de chaque côté des narines ; ainsi les sinus se dégageront.

Rhino-pharyngite

Voir *Rhume*.

Rhume

D'après les pédiatres, il faut environ soixante-dix infections ORL avant qu'un enfant soit immunocompétent[1] ! Autant dire que s'il existe des produits actifs naturels pour accompagner et forger le système immunitaire, ils sont bons à prendre. Et justement, nous en avons présenté quelques-uns aux propriétés antivirales, antibactériennes, expectorantes, décongestionnantes et anti-inflammatoires.

Ainsi, dès que le nez commence à couler, proposez à bébé de boire un mélange de trois tiers, à parts égales, d'hydrolats aromatiques de thym à linalol *Thymus vulgaris linalol*, de laurier noble *Laurus nobilis* et de cannelle écorce *Cinnamomum verum* : une petite cuillère de cette synergie diluée dans

1. Se dit des cellules qui ont acquis les propriétés immunitaires leur permettant de défendre l'organisme contre les agressions pathogènes.

le biberon, deux fois par jour. Associez des compresses chaudes, trois fois dans la journée, de ce même mélange sur les sinus et éloigné des yeux (si le nez coule) ou les bronches (si toux) ou sur la gorge (si maux de gorge). Poursuivez pendant trois ou quatre jours si besoin.

Conseil massage: tous les encombrements ORL peuvent être accompagnés par un massage des zones réflexes correspondant aux zones encombrées (sinus, bronches...). À savoir, le nez se localise sur le pied, juste sur le contour de l'ongle du gros orteil, sur le bord intérieur et juste en dessous. On peut également masser l'ensemble des autres orteils en insistant sur le dessus des doigts. Massez deux fois par jour, avec une noisette de gelée aromatique d'aloe vera confectionnée (voir p. 108) à base d'une cuillère à soupe d'hydrolat aromatique de laurier noble *Laurus nobile* et d'une de thym à thujanol *Thymus vulgaris thujanol*, ou encore d'eucalyptus (radié ou globuleux) *Eucalyptus radiata* ou *globulus*, pendant une petite semaine, si besoin.

Roséole

➘ **Voir *Infections virales*.**

Rubéole

➘ **Voir *Infections virales*.**

Saignements

➘ **Voir *Plaies*.**

Scarlatine

➘ **Voir *Infections virales*.**

Toux

Il n'est pas toujours facile de faire la part des choses entre une toux sèche et une toux grasse. Il n'empêche que les actifs aromatiques offerts par l'hydrolat de cyprès vert *Cupressus sempervirens* seront bénéfiques pour le système respiratoire; car cet antitussif et expectorant est d'autant plus efficace quand il est associé à l'hydrolat aromatique d'eucalyptus globuleux ou radié *Eucalyptus globulus* ou *radiata*. Par voie orale, une cuillère à soupe d'hydrolat aromatique de cyprès (ou bien une synergie d'hydrolats aromatiques cyprès et eucalyptus), deux fois par jour, dès qu'une toux commence: pour drainer les sécrétions ou stopper la toux sèche en quelques jours. À poursuivre pendant une petite semaine. Valeur ajoutée: les vertus diurétiques et détoxifiantes du cyprès aident l'organisme à éliminer les toxines s'il y a un traitement antibiotique allopathique en association.

➘ **Voir aussi *Laryngite*.**

Varicelle

➘ **Voir *Infections virales*.**

Conclusion

Pourquoi conclure alors que tout commence ? Et comment clore quand s'ouvre à vous un monde aromatique de délicate douceur et de fertile efficience ?

Maintenant que vous avez rencontré eaux florales et hydrolats, osez passer à l'acte : sentez, savourez, massez et goûtez tous les plaisirs offerts par ces fées de la nature. J'aime à vous imaginer sereine et prête à diffuser l'émotion précieuse que vous portez en vous.

Puisse alors ce livre vous ouvrir les portes du « bien-naître » !

Comme on partage le bois pour le feu et le regard pour l'amour, je vous invite à partager la force de la sève et la générosité de la feuille, la sagesse du fruit et la beauté de la fleur... autant de trésors que la nature distille dans le ventre rond de son alambic infini.

Bibliographie

Mon atelier d'aroma, Marabout, 2012.

Eaux florales : un nouvel art de vivre, avec Ronald Mary, Presses du Châtelet, 2012.

Le Guide de l'olfactothérapie, avec Guillaume Gérault, Catherine Behar et Ronald Mary, Albin Michel, 2011.

Mes 12 huiles essentielles pour tout soigner, avec Joëlle Le Guehennec et Guillaume Gérault, First, 2010.

Parfums de confidence, Terre d'hommes, 2009.

Pour les joindre...

Jean-Charles Sommerard

Sevessence, 51, rue Saint-Louis-en-l'Isle, 75004 Paris, France.
Tél. (+) 33 1 43 385 003

Bureaux Bénélux, 83 rue de Laeken, 1000 Bruxelles, Belgique.
Tél. (+) 33 6 70 409 884

Sites internet

www.sevessence.com
www.mesessentielles.com

Courriel

contact@sevessence.com

Aude Maillard

La Fontaine des Forges,
chemin des Côtes,
78610 Auffargis.
Tél. 06 62 37 57 24

Site internet

www.aude-maillard.fr

Courriel

contact@aude-maillard.fr

TABLE DES MATIÈRES

En prévention, en cas de troubles

TABLE DES RECETTES

Boissons parfumées

Pour la grossesse

Pour jeune maman

Pour futur et jeune papa !

Recettes gourmandes

Imprimé par Unigraf en Espagne
Pour le compte des éditions Hachette Livre (Marabout)
43, quai de Grenelle – 75905 Paris Cedex 15
Achevé d'imprimer en mars 2014
ISBN : 978-2-501-09098-8
4138681
Dépôt légal : avril 2014